PERSONAGENS OU PACIENTES?

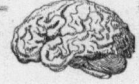

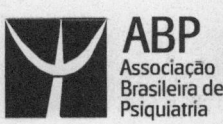 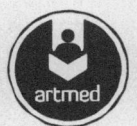 A Artmed é a editora oficial da ABP

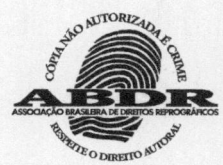

P467   Personagens ou pacientes : clássicos da literatura mundial para refletir sobre a natureza humana / Organizadores, Táki Athanássios Cordás, Daniel Martins de Barros. – Porto Alegre : Artmed, 2014.
192 p. ; 21 cm.

ISBN 978-85-8271-037-1

1. Psiquiatria – Literatura. I. Cordás, Táki Athanássios. II. Barros, Daniel Martins de.

CDU 616.89:82

Catalogação na publicação: Ana Paula M. Magnus – CRB 10/2052

Táki Athanássios Cordás
Daniel Martins de Barros
Organizadores

PERSONAGENS OU PACIENTES?

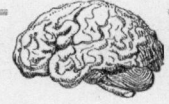

Clássicos da literatura mundial para
refletir sobre a natureza humana

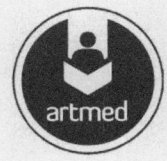

2014

© Artmed Editora Ltda., 2014

Gerente editorial: Letícia Bispo de Lima
Colaboraram nesta edição:
Coordenadora editorial: Cláudia Bittencourt
Capa: Maurício Pamplona
Preparação do original: Mônica Ballejo Canto
Leitura final: Camila W. Heck
Projeto gráfico e editoração: TIPOS – design editorial e fotografia

Reservados todos os direitos de publicação à
ARTMED EDITORA LTDA., uma empresa do GRUPO A EDUCAÇÃO S.A.
Av. Jerônimo de Ornelas, 670 – Santana
90040-340 – Porto Alegre, RS
Fone: (51) 3027-7000 Fax: (51) 3027-7070

É proibida a duplicação ou reprodução deste volume, no todo ou em parte, sob quaisquer formas ou por quaisquer meios (eletrônico, mecânico, gravação, fotocópia, distribuição na Web e outros), sem permissão expressa da Editora.

SÃO PAULO
Av. Embaixador Macedo de Soares, 10.735 – Pavilhão 5
Cond. Espace Center – Vila Anastácio
05095-035 – São Paulo – SP
Fone: (11) 3665-1100 Fax: (11) 3667-1333

SAC 0800 703-3444 – www.grupoa.com.br

IMPRESSO NO BRASIL
PRINTED IN BRAZIL
Impresso sob demanda na Meta Brasil a pedido de Grupo A Educação.

AUTORES

Táki Athanássios Cordás (org.)
Psiquiatra. Coordenador da Assistência Clínica e do Programa de Transtornos Alimentares (Ambulim) do Instituto de Psiquiatria do Hospital das Clínicas da Faculdade de Medicina da Universidade de São Paulo (IPq-HCFMUSP). Professor dos Programas de Pós-graduação do Departamento de Psiquiatria da USP e do Programa de Neurociências e Comportamento do Instituto de Psicologia da USP.

Daniel Martins de Barros (org.)
Psiquiatra, bacharel em Filosofia. Doutor em Ciências pela Universidade de São Paulo (USP). Professor colaborador do Departamento e do IPq-HCFMUSP. Coordenador médico do Núcleo de Estudos e Pesquisas em Psiquiatria Forense e Psicologia Jurídica (Nufor).

Adriana Trejger Kachani
Nutricionista. Mestre e Doutora em Ciências pela FMUSP. Nutricionista do Programa da Mulher Dependente Química (PROMUD) do IPq-HCFMUSP e do Centro de Saúde Mental Moreno & Cordás (Cesame).

Alexandre Saadeh
Psiquiatra, psicodramatista. Mestre em Psiquiatria e Doutor em Ciências pelo Departamento de Psiquiatria da FMUSP. Especialista em Sexualidade Humana. Coordenador do Ambulatório de Transtorno de Identidade de Gênero e Orientação Sexual (Amtigos) do IPq-HCFMUSP. Professor doutor da Faculdade de Ciências Humanas e da Saúde da Pontifícia Universidade Católica de São Paulo (PUC-SP).

Alicia Weisz Cobelo
Psicóloga, psicanalista. Mestre em Ciências pela FMUSP. Supervisora da Equipe de Psicologia do Programa Transtornos Alimentares na Infância e Adolescência (PROTAD) do IPq-HCFMUSP.

Ana Carolina de Oliveira Costa
Psicoterapeuta psicodramatista. Especialista em Psicologia Hospitalar pela Santa Casa de São Paulo. Mestre em Psicologia Clínica (Sexualidade e Envelhecimento) pela PUC-SP. Psicóloga colaboradora do LIM-27, do IPq-HCFMUSP. Coordenadora de grupos psicoterápicos para idosos deprimidos e de grupos de apoio para cuidadores familiares de pacientes com doença de Alzheimer.

Andres Santos Jr.
Psiquiatra, psicanalista. Mestre em Ciências da Saúde (Psicopatologia) pelo Hospital do Servidor Público Estadual/Instituto de Assistência Médica ao Servidor Público Estadual, São Paulo (HSPE/IAMSPE/SP). Responsável pelo Programa de Residência Médica em Psiquiatria e coordenador do Programa de Psicopatologia do Hospital do Servidor Público Estadual de São Paulo. Conselheiro e professor da Clínica Lacaniana de Atendimento e Pesquisas em Psicanálise (CLIPP).

Antonio E. Nardi
Psiquiatra. Professor titular da Faculdade de Medicina, Instituto de Psiquiatria (IPUB) da Universidade Federal do Rio de Janeiro (UFRJ). Membro titular da Academia Nacional de Medicina.

Carlos V. K. Hübner
Psiquiatra. Doutor em Psiquiatria pela Universität Heidelberg, República Federal da Alemanha. Professor titular de Psiquiatria da Faculdade de Ciências Médicas e da Saúde da PUC-SP, Sorocaba, SP.

Cybelle Weinberg
Psicanalista. Mestre em Ciências pela FMUSP. Doutoranda em Psicologia Clínica na PUC-SP. Coordenadora geral da Casa Viva Clínica de Tratamento de Transtornos Alimentares.

Deborah Kamkhagi Supino
Fisioterapeuta, terapeuta corporal junguiana. Especialista em Pilates Clínico e RPG. Coordenadora de grupos no LIM-27, Departamento e IPq-HCFMUSP.

Dirceu Zorzetto Filho
Psiquiatra. Mestre em Ciências Médicas pela Universidade de Campinas (Unicamp). Doutor em Psiquiatria pela Universidade Federal de São Paulo (Unifesp). Professor adjunto do Departamento de Medicina Forense e Psiquiatria da Universidade Federal do Paraná (UFPR).

Dorli Kamkhagi
Psicóloga, terapeuta de casais, terapeuta de grupo, psicanalista. Mestre em Gerontologia pela PUC-SP. Doutora em Psicologia Clínica pela PUC-SP. Coordenadora de grupos do LIN 27 da Psicogeriatria da FMUSP.

Eduardo Pondé de Sena
Psiquiatra. Professor associado de Farmacologia do Instituto de Ciências da Saúde da Universidade Federal da Bahia (UFBA).

Eduardo Wagner Aratangy
Psiquiatra. Médico supervisor do IPq-HCFMUSP.

Ênio Roberto de Andrade
Psiquiatra da infância e da adolescência. Mestre em Medicina pela FMUSP. Diretor do Serviço de Psiquiatria da Infância e da Adolescência do IPq-HCFMUSP.

Everton Botelho Sougey
Psiquiatra. Mestre em Psiquiatria pela Universidade de Paris V – René Descartes. Doutor em Saúde Mental pela Unicamp. Professor associado III do Departamento e do Programa de Pós-graduação *stricto sensu* em Neuropsiquiatria e Ciências do Comportamento da Universidade Federal de Pernambuco (UFPE). Coordenador do Núcleo de Assistência, Ensino e Pesquisa dos Transtornos Afetivos e da Unidade de Internação Psiquiátrica do Hospital das Clínicas da UFPE.

Fábio Roesler
Psicólogo.

Flávio Shansis
Psiquiatra. Mestre em Bioquímica pela Universidade Federal do Rio Grande do Sul (UFRGS). Professor da Residência em Psiquiatria do Hospital Psiquiátrico São Pedro. Coordenador do Programa de Pesquisa e Ensino em Transtornos de Humor (PROPESTH).

Francisco Lotufo Neto
Professor associado da FMUSP.

Gabriela Gorenstein
Psicóloga clínica. Aperfeiçoamento em Terapia Cognitiva em Saúde no IPq--HCFMUSP. Mestranda na área de Ansiedade Parental no IPq-HCFMUSP.

Géder Grohs
Psiquiatra. Mestre em Ciências Médicas pela Universidade Federal de Santa Catarina (UFSC). Preceptor da Residência de Psiquiatria de Santa Catarina.

José G. V. Taborda
Psiquiatra. Especialista em Psiquiatria e em Psiquiatria Forense. Mestre e Doutor em Medicina: Clínica Médica pela UFRGS. Professor adjunto de Psiquiatria, Departamento de Clínica Médica da Universidade Federal de Ciências da Saúde de Porto Alegre (UFCSPA). Membro titular da Academia Sul-rio--grandense de Medicina.

José Paulo Fiks
Psiquiatra, psicanalista. Mestre em Semiótica pela PUC-SP. Doutor em Ciências da Comunicação pela ECA/USP. Pós-doutorando em Ciências da Saúde pelo Departamento de Psiquiatria da Unifesp. Pesquisador do Programa de Atendimento e Pesquisa em Psiquiatria (PROVE) da Unifesp.

Maria José Azevedo de Brito
Psicóloga. Especialista em Psicanálise Lacaniana pelo Instituto de Psicologia da USP. Mestre e Doutora em Ciências pela Unifesp. Pós-doutoranda em Cirurgia Plástica na Unifesp. Professora colaboradora e coorientadora do Programa de Pós-graduação em Cirurgia Translacional da Unifesp. Professora adjunta do Mestrado Profissional em Ciências Aplicadas à Saúde na Universidade do Vale do Sapucaí (UNIVÁS), MG.

Mauro Aranha-Lima
Psiquiatra. Mestre em Psiquiatria pela FMUSP. Mestre em Filosofia pela Faculdade de Filosofia do Mosteiro de São Bento. Conselheiro do CREMESP.

Orestes V. Forlenza
Psiquiatra. Professor associado, livre-docente, do Departamento de Psiquiatria da FMUSP.

Paulo Mattos
Psiquiatra. Mestre e Doutor em Psiquiatria pela UFRJ. Professor associado da UFRJ.

Roberto Ratzke
Psiquiatra. Mestre em Ciências pela USP. Professor assistente do Departamento de Medicina Forense e Psiquiatria da UFPR.

Rodolfo Nunes Campos
Psiquiatra. Doutor em Psiquiatria pela USP. Professor do Departamento de Saúde Mental e Medicina Legal da Faculdade de Medicina da Universidade Federal de Goiás (UFG).

Saint Clair Bahls
Psiquiatra. Doutor em Medicina Interna e Ciências da Saúde pela UFPR. Professor adjunto do Departamento de Medicina Forense e Psiquiatria da UFPR e dos Cursos de Medicina e Psicologia da Universidade Positivo.

Sandra Kusminsky
Psicóloga. Especialista em Psicologia Psicanalítica pela USP. Coordenadora de grupos do LIM-27 no IPq-HCFMUSP.

Sandra Scivoletto
Psiquiatra da Infância e Adolescência. Doutora em Psiquiatria pela FMUSP. Professora assistente de Psiquiatria da Infância e Adolescência e de Pós-graduação do Departamento de Psiquiatria da FMUSP. Responsável pela orientação acadêmica do Serviço de Psiquiatria da Infância e Adolescência (SEPIA), coordenadora da Residência em Psiquiatria da Infância e Adolescência e chefe do Ambulatório de Adolescentes e Drogas do IPq-HCFMUSP. Coordenadora geral do Programa Equilíbrio, que atende crianças e adolescentes vítimas de maus-tratos, do Departamento e IPq-HCFMUSP.

Sergio Barros Cabral
Psiquiatra. Mestre em Psiquiatria pela FMUSP. Psiquiatra do Ambulatório Ansiedade (Amban) do IPq-HCFMUSP.

Sergio Luís Blay
Psiquiatra. Doutor em Psiquiatria e Psicologia Médica pela USP. Professor associado do Departamento de Psiquiatria Unifesp.

Tatiana Moya
Psiquiatra geral e da infância e da adolescência. Mestre e Doutora em Ciências pelo IPq-HCFMUSP.

Zacaria Borge Ali Ramadam
Psiquiatra. Livre-docente e professor sênior do Departamento de Psiquiatria da FMUSP.

Para minha esposa, Danielle, e meus filhos, Arthur e Bárbara,
que está chegando. Obrigado por generosamente
me dividirem com tantas coisas.
DANIEL

Aos meus filhos, Lucas, Melina e Katherina,
pelo amor constante e generoso.
TÁKI

APRESENTAÇÃO

As relações entre a psiquiatria e a literatura são antigas e profundas. De Homero à moderna ficção científica, passando pela Bíblia e pelos romances históricos, os transtornos mentais, geralmente chamados de "loucura" ou um de seus sinônimos, marcam presença na produção literária mundial. Por que será?

Parte da resposta talvez possa ser encontrada nas palavras do escritor Sylvio Floreal, jornalista e romancista brasileiro, que, após passar um dia no hospital psiquiátrico do Juquery na década de 1920, escreveu: "A loucura, apesar de ser uma coisa tão velha como o mundo, ainda é um dos grandes motivos literários. Vista através da literatura, a loucura é um fato extraordinário. Tudo quanto ela possui de extraordinário, exagerado, desproporcional, cabe no ilimitado campo da literatura".

De fato, assim como os caricaturistas exageram e distorcem seus desenhos para revelar os traços essenciais de seus retratados, talvez a doença mental, ao fazer o mesmo com nossas características humanas – exagerá-las e distorcê-las –, mostre-nos um pouco mais de nossa própria essência. E os escritores, caricaturistas que são da alma humana, fiam-se dela para investigar os meandros da mente do homem, mostrando-a de volta em seus textos.

Pensando um pouco melhor nessa relação, pode-se ver que ela é recíproca – a dissecção que a literatura faz de nosso mundo interior desperta a curiosidade de psiquiatras, psicólogos e quem mais se interessar por essa área tão interessante como inexplorada. A capacidade dos escritores de retratar a mente saudável ou doente foi desde sempre útil aos profissionais da saúde mental, já que a possibilidade de vislumbrar um pouco melhor o mundo de seus pacientes pelo lado de dentro é um instrumento inigualável no desenvolvimento da compreensão empática, ferramenta fundamental na prática clínica.

Não foi por acaso que, ao estudar a presença de delírios e sonhos no romance *Gradiva*, de Wilhelm Jensen, Freud afirmou peremptoriamente: "O escritor criativo não pode esquivar-se do psiquiatra, nem o psiquiatra esquivar-se do escritor criativo, e o tratamento poético de um tema psiquiátrico pode revelar-se correto, sem qualquer sacrifício de sua beleza".

Este livro insere-se justamente nesse entroncamento, no meio do caminho onde se dá o encontro do psiquiatra e do escritor. Há várias obras literárias, não técnicas, nas quais os artistas analisaram ao longo da história a doença mental. Exatamente por serem obras de arte, é claro que não se espera delas um retrato absolutamente fidedigno da psicopatologia, uma descrição clínica precisa. Mas, ecoando Freud, essa abordagem – ainda que imprecisa – é inescapável ao profissional da saúde mental pela ampliação da visão que nos possibilita. Por isso, o convite a diversos profissionais da saúde mental para analisar algumas dessas obras, sejam elas contos, romances ou até mesmo quadrinhos, que tangenciam o mundo da doença mental (ou mesmo mergulham nele), estimula o caminho inverso – se inicialmente escritores falaram de doenças, agora médicos falarão da literatura –, pois acreditamos ser fundamental fomentar o diálogo entre essas áreas.

Ganham médicos e psicólogos, que ampliam, assim, seu repertório; ganham os escritores, cuja fortuna crítica cresce; mas sobretudo ganham os leitores e os pacientes, pois cremos que este livro seja útil não apenas como entretenimento, mas como forma de afiar os instrumentos de análise e, consequentemente, abrilhantar a prática clínica.

OS ORGANIZADORES

SUMÁRIO

1   OS DEVORADORES DE GIZ, DE OSCAR AIBAR   19
    Adriana Trejger Kachani, Táki Athanássios Cordás

2   NO BOSQUE, DE RYUNOSUKE AKUTAGAWA   22
    José G. V. Taborda, Táki Athanássios Cordás

3   DONA FLOR E SEUS DOIS MARIDOS, DE JORGE AMADO   27
    Dorli Kamkhagi, Orestes V. Forlenza, Ana Carolina de Oliveira Costa

4   A ESCURIDÃO E O MEL, DE GIOVANNI ARPINO   31
    Daniel Martins de Barros

5   TRISTE FIM DE POLICARPO QUARESMA,
    DE LIMA BARRETO   34
    Eduardo Pondé de Sena, Daniel Martins de Barros

6   FRAGMENTOS DE UM DISCURSO AMOROSO,
    DE ROLAND BARTHES   38
    Fábio Roesler

7   FUNES, O MEMORIOSO, DE JORGE LUIS BORGES   41
    Flávio Shansis, Táki Athanássios Cordás

8	**LARANJA MECÂNICA**, DE ANTHONY BURGESS Daniel Martins de Barros	45
9	**O ESTRANGEIRO**, DE ALBERT CAMUS Zacaria Borge Ali Ramadam, Daniel Martins de Barros	49
10	**CASA TOMADA**, DE JULIO CORTÁZAR Géder Grohs	53
11	**PORCARIAS**, DE MARIE DARRIEUSSECQ Adriana Trejger Kachani, Táki Athanássios Cordás	59
12	**CRIME E CASTIGO**, DE FIODOR MIKHAILOVICH DOSTOIEVSKI Alicia Weisz Cobelo, Táki Athanássios Cordás	62
13	**MEMÓRIAS DE MINHAS PUTAS TRISTES**, DE GABRIEL GARCÍA MÁRQUEZ Sergio Luís Blay, Táki Athanássios Cordás	65
14	**A ILUSÃO DA ALMA**, DE EDUARDO GIANNETTI Daniel Martins de Barros	70
15	**OS SOFRIMENTOS DO JOVEM WERTHER**, DE JOHANN WOLFGANG VON GOETHE Roberto Ratzke, Daniel Martins de Barros	74
16	**NUNCA LHE PROMETI UM JARDIM DE ROSAS**, DE HANNAH GREEN Dorli Kamkhagi, Sandra Kusminsky, Deborah Kamkhagi Supino, Daniel Martins de Barros	77
17	**O ESTRANHO CASO DO CACHORRO MORTO**, DE MARK HADDON Tatiana Moya, Daniel Martins de Barros	80
18	**FUGA DO CAMPO 14**, DE BLAINE HARDEN Ênio Roberto de Andrade, Táki Athanássios Cordás	83

19	A MULHER TRÊMULA OU UMA HISTÓRIA DOS MEUS NERVOS, DE SIRI HUSTVEDT José Paulo Fiks	85
20	UM ARTISTA DA FOME, DE FRANZ KAFKA Cybelle Weinberg, Táki Athanássios Cordás	89
21	A METAMORFOSE, DE FRANZ KAFKA Saint Clair Bahls	92
22	A CASA DAS BELAS ADORMECIDAS E MIL TSURUS, DE YASUNARI KAWABATA Alexandre Saadeh, Táki Athanássios Cordás, Daniel Martins de Barros	106
23	O ANJO RAFAEL, DE MACHADO DE ASSIS Daniel Martins de Barros	110
24	MORTE EM VENEZA, DE THOMAS MANN Paulo Mattos, Táki Athanássios Cordás	113
25	SERVIDÃO HUMANA, DE WILLIAM SOMERSET MAUGHAM Zacaria Borge Ali Ramadam, Daniel Martins de Barros	120
26	SPIDER, DE PATRICK MCGRATH Dirceu Zorzetto Filho, Daniel Martins de Barros	124
27	TRILOGIA DO ACIDENTE, DE LOURENÇO MUTARELLI Gabriela Gorenstein, Francisco Lotufo Neto, Daniel Martins de Barros	128
28	UMA QUESTÃO PESSOAL, DE KENZABURO OE Sandra Scivoletto, Táki Athanássios Cordás	131
29	POESIAS, DE FERNANDO PESSOA Andres Santos Jr., Daniel Martins de Barros	134
30	UM, NENHUM, CEM MIL, DE LUIGI PIRANDELLO Maria José Azevedo de Brito, Daniel Martins de Barros, Táki Athanássios Cordás	139
31	ANGÚSTIA, DE GRACILIANO RAMOS Everton Botelho Sougey, Táki Athanássios Cordás	144

32 SORÔCO, SUA MÃE, SUA FILHA,
    DE JOÃO GUIMARÃES ROSA 147
    Rodolfo Nunes Campos, Daniel Martins de Barros

33 A NÁUSEA, DE JEAN-PAUL SARTRE 151
    Antonio E. Nardi, Táki Athanássios Cordás

34 SENHORITA ELSE, DE ARTHUR SCHNITZLER 155
    Daniel Martins de Barros

35 MACBETH, DE WILLIAM SHAKESPEARE 159
    Zacaria Borge Ali Ramadam, Táki Athanássios Cordás

36 O DETETIVE NERO WOLFE, DE REX STOUT 162
    Carlos v. K. Hübner, Táki Athanássios Cordás, Daniel Martins de Barros

37 A VIDA SECRETA DO SENHOR DE MUSASHI
    E A CHAVE, DE JUNICHIRO TANIZAKI 166
    Alexandre Saadeh, Táki Athanássios Cordás

38 ENFERMARIA Nº 6, DE ANTON TCHEKHOV 171
    Mauro Aranha-Lima

39 A MORTE DE IVAN ILITCH, DE LIEV TOLSTÓI 174
    Táki Athanássios Cordás

40 O INQUILINO, DE ROLAND TOPOR 177
    Daniel Martins de Barros

41 O PROFESSOR E O LOUCO: UMA HISTÓRIA DE
    ASSASSINATO E LOUCURA DURANTE A ELABORAÇÃO
    DO DICIONÁRIO OXFORD, DE SIMON WINCHESTER 180
    Sergio Barros Cabral, Daniel Martins de Barros

42 MRS. DALLOWAY, DE VIRGINIA WOOLF 184
    Táki Athanássios Cordás

43 AS AVENTURAS DO BARÃO DE MÜNCHHAUSEN,
    SEM AUTORIA 189
    Eduardo Wagner Aratangy, Táki Athanássios Cordás

1
OS DEVORADORES DE GIZ
de OSCAR AIBAR

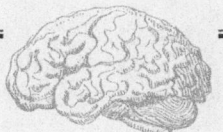

Adriana Trejger Kachani
Táki Athanássios Cordás

Oscar Aibar nasceu em Barcelona, em 1967. É diretor, roteirista, autor de histórias em quadrinhos, publicitário, produtor de TV e escritor. Formado pela Faculdade de Belas Artes da Universidade de Barcelona, entre 1986 e 1994, Oscar Aibar destacou-se como roteirista de quadrinhos do circuito alternativo, conquistando vários prêmios na França e na Itália.

Atuando na televisão como roteirista e diretor de séries e programas da TV espanhola, logo ficou conhecido entre os espanhóis por seu "freakismo". Em 1995, estreou como diretor de cinema, tendo, até hoje, dirigido quatro longas-metragens e dois curtas, trabalhos em que a crítica notou semelhanças com o cinema de Almodóvar. Em 2002, publicou seu primeiro livro, totalizando três até hoje: *Tu mente extiende cheques que tu cuerpo no puede pagar* (2002), *Los comedores de tiza* (2005) e *Making of* (2008). Somente *Os devoradores de giz* foi publicado no Brasil. A ideia da história surgiu após Aibar ter lido, em uma revista, um artigo que falava de uma mulher que comia giz – o mesmo problema da protagonista de seu romance.

Os devoradores de giz não é seu primeiro trabalho que flerta com o mundo psíquico. Em 2003, dirigiu *Platillos volantes*, seu segundo longa-metragem, no qual aborda a complexa personalidade de seus personagens, todos adictos à ufologia. Segundo o autor, porém, foram os quadrinhos que abriram as portas de sua imaginação. *Atolladero*, trabalho que realizou em parceria com o ilustrador Miguel Angel Martin, tem como cenário um atípico faroeste *spaghetti* futurista. A história foi transformada em filme, o qual não obteve grande êxito perante a crítica espanhola, apesar de ser considerado pioneiro no gênero.

POR QUE LER?

Em *Os devoradores de giz*, Aibar parte de metáforas e alegorias para traçar um forte e debochado retrato de sua geração, nos anos de 1990, referindo-se à disseminação das drogas, à vida solitária e à necessidade de venenos antimonotonia. O texto traz uma avalanche de situações absurdas que acontecem na vida de Ana. Aos 30 anos, a protagonista ainda convive com a enorme culpa decorrente de um incidente em que a filha tetraplégica de sua melhor amiga, colocada sob seus cuidados, é morta por golfinhos. Ana, dependente de cocaína, tenta se livrar da droga e da solidão. Para substituir a dependência, retoma um hábito de infância, aliás nada convencional: comer giz, somente os brancos, visto que os coloridos são duros e lhe causam dor no estômago. Descobrindo que sofre de uma síndrome desconhecida, ela participa de um fórum na internet em que encontra pessoas com o mesmo mal. Assim, em contato com outros que experimentam o mesmo problema, sente-se acolhida. Porém, no longo trajeto até encontrar esse grupo, vão desfilando pela história: um namorado que passa o dia anotando de maneira obsessiva os horários de chegada e saída dos trens da estação, um *voyeur*, indivíduos preocupados com a combustão espontânea, um outro namorado, maduro, que arruinou sua própria fortuna preso a uma dependência por consumir iguarias raras e vinhos safrados, entre outros exóticos sofredores silenciosos.

Tratada no livro como um transtorno alimentar, a pica, ou picacismo, é hoje classificada como um "transtorno da primeira infância", que tem proximidade com os transtornos da alimentação: a compulsão, a impulsividade, a culpa. Uma relação entre pica e transtornos da alimentação é observada desde os primeiros relatos de clorose, doença de interesse psiquiátrico descrita por médicos ingleses e norte-americanos do século XIX e que acometia meninas adolescentes. Seus sintomas incluíam fraqueza, cansaço, irritabilidade, constipação, amenorreia, apetite reduzido, que se tornava caprichoso, manifestando-se como aversão a alguns alimentos, como, por exemplo, carne, ou como o desejo exagerado por bolachas e geleias. Algumas meninas relatavam, ainda, apetite incomum, desejando por vezes mostarda, pimenta, alimentos picantes, sal, especiarias, giz, argila, carvão, etc. No livro, Aibar apresenta alguns casos de indivíduos com anorexia nervosa que consomem papel a fim de saciar a fome.

A palavra "pica" deriva do nome em latim do pássaro Pega (*Magpie* em inglês), notório pelo hábito de reunir objetos variados em seu ninho que sirvam para saciar sua fome. Pássaro de hábitos alimentares peculiares, caracteriza--se por não discriminar substâncias nutritivas de não nutritivas. Alguns autores ainda fazem uma metáfora entre o fato de que a Pega é um pássaro muito colorido, e a pica, uma síndrome com nuanças variadas. Essas nuanças poderiam referir-se a sua etiologia ou às manifestações da doença, que incluem uma lista grande de substâncias ingeridas: terra, cabelo, gelo, entre outras. Aibar inclui entre os capítulos informações interessantes sobre o hábito de comer terra (geofagia) e o hábito de comer cabelo (tricofagia).

Ana é dependente de cocaína e troca a essa dependência pelo hábito de consumir giz, relembrando a semelhança entre a pica e o modelo de dependência química, pela necessidade cada vez maior de consumo da substância, seguida de períodos com sintomas de abstinência, tais como suor, queda de pressão, irritabilidade e até a sensação do gosto da substância na boca. Nesse sentido, a droga é o objeto eleito para apaziguar seu sofrimento. Ana, sentindo um grande vazio ao parar de consumir cocaína, precisa substituí-la por algo que possa incorporar – no caso, o giz, mas só os brancos...

2
NO BOSQUE
de RYUNOSUKE AKUTAGAWA

José G. V. Taborda
Táki Athanássios Cordás

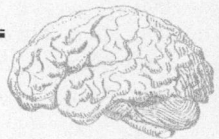

Ryunosuke Akutagawa nasceu em 1892, em Tóquio. Foi criado por um tio materno, pois sua mãe enlouquecera pouco depois de seu nascimento. Dedicou-se, em sua curta vida, exclusivamente ao conto, sendo a maior expressão da literatura japonesa no gênero. Viveu atormentado pelo temor de se tornar, à semelhança da mãe, um doente mental. De seu testamento, escrito pouco antes da morte, tornou-se conhecida a expressão "uma vaga inquietude", com que caracterizava o sentimento que o dominava à época.

No bosque (*Yabu no Naka*) é um texto de 1922. Foi escrito após o autor passar quatro meses na China, como correspondente do *Osaka Mainichi Shimbun*, e cinco anos antes de seu suicídio, em 1927, por ingestão de fenobarbital, depois de passar a apresentar um quadro alucinatório. Em 1935, foi criado, em sua homenagem, o Prêmio Akutagawa, concedido bianualmente para jovens autores, o mais importante do Japão.

Shusaku Endo, Akira Kawamura, Yasushi Inoue, Kenzaburo Oe (também incluso neste livro) foram alguns dos grandes autores que receberam o prêmio ao longo de seus quase 80 anos.

Durante sua vida literária, Akutagawa manteve intenso debate com o escritor Junichiro Tanizaki (igualmente incluso neste livro) sobre a importância da estrutura do texto *versus* sua beleza (lirismo). Akutagawa defendia que aquela era mais importante do que esta. Fiel a esse paradigma, *No bosque* – apesar de seu conteúdo significativo, deslumbrante e belo – deve à forma narrativa adotada pelo autor sua perenidade e o impacto que causa no leitor.

Além disso, como será visto a seguir, a técnica dos múltiplos pontos de vista adapta-se com perfeição à linguagem cinematográfica, favorecendo que, a partir do clássico *Rashomon* (nome de outro conto do autor), de Akira Kurosawa, de 1950, *O bosque* tenha sido alvo de diversas refilmagens.

O filme ganhou, em 1951, o Leão de Ouro de Veneza e o Academy Honorary Award, como melhor filme estrangeiro, e foi o principal responsável por tornar Kurosawa e Akutagawa conhecidos no Ocidente.

POR QUE LER?

Akutagawa estruturou a narrativa *No bosque* como se fosse um inquérito policial, no qual são ouvidas diversas testemunhas. Na parte inicial, que compreende os primeiros depoimentos, temos uma descrição objetiva dos fatos. Nela aparecem as palavras do lenhador que encontrou o cadáver de Takehiro Kanazawa no bosque, do monge que cruzou na estrada com a vítima e sua jovem esposa horas antes da tragédia, da sogra de Takehiro e do colaborador da polícia que prendeu o criminoso.

Pela voz desses personagens, sabe-se que Takehiro e a bela Masako, 19 anos, viajavam para a província de Wakasa. Takehiro caminhava portando sabre, alforje e flechas. Masako montava um lindo alazão e tinha suas feições totalmente encobertas por um véu. Em determinada altura do trajeto, algo sucede, e Takehiro é ferido mortalmente no peito por arma branca, sendo seu cadáver deixado à margem da estrada junto a um pedaço de corda. Sua esposa, as armas que portava e o alazão desaparecem. Posteriormente, não longe dali, o facínora Tajomaru é encontrado caído ao solo; próximo a ele, o alazão e as armas da vítima. Provavelmente caíra do cavalo. Trata-se de notório criminoso daquela região, inclusive com histórico de homicídios e delitos sexuais. Nada se sabe sobre o paradeiro de Masako.

Na segunda parte do conto temos a palavra dos três personagens centrais, inclusive do morto, sobre o que sucedera naquele fatídico bosque. Os desencontros de versões não poderiam ser mais surpreendentes.

Tajomaru, o bandido

Tajomaru confessa o crime. Relata que cruzara pelo casal na estrada no exato momento em que uma lufada de vento descobriu o rosto de Masako. Impactado por sua beleza, "repentinamente decidi apoderar-me da mulher", mesmo que para isso tivesse de matar seu companheiro. Para tanto, fazendo--se de um simples viajante, abordou o casal com o relato de um tesouro que havia descoberto no bosque e para o qual desejava um comprador. Com isso, despertou a cobiça de Takehiro e logrou que, sem desconfianças, entrasse no mato com ele. Longe dos olhares e ouvidos de terceiros, atacou de surpresa sua vítima, dominou-a e amarrou-a a uma árvore. A seguir, foi em busca de Masako, dizendo-lhe que seu marido havia sofrido um acidente e estava ferido. Quando viu Takehiro amarrado, Masako sacou um punhal e entrou em luta com Tajomaru. Este a dominou e, na sequência, perpetrou a violação. Estava preparando-se para ir embora, sem haver matado o marido, quando Masako atirou-se em seus braços chorando e disse-lhe que "desejava minha morte [de Tajomaru] ou a de seu marido", pois não suportaria a vergonha de haver pertencido a dois homens vivos. Ela estava decidida inclusive a unir-se ao que sobrevivesse. Quando seus olhares se cruzaram, o fogo foi tão intenso que Tajomaru foi tomado pelo desejo de a ter como mulher. Desamarrou o marido, duelaram e abateu-o com um golpe no peito. Terminada a luta, não viu mais a mulher e não sabe onde se encontra.

Masako, a esposa violada

Masako fez seu relato no templo de Kiyomizu, para onde fugira buscando refúgio. Após ser estuprada, voltou-se para o marido amarrado e percebeu em seu olhar um "frio desprezo". Abatida por essa percepção, caiu desfalecida. Ao recobrar a consciência, o bandido desaparecera, mas permanecia o olhar de desprezo de Takehiro. Dirigiu-se, então, a ele, dizendo que não poderiam mais seguir juntos, que se suicidaria, mas antes o mataria por ser testemunha da vergonha que sofrera. Takehiro, mantendo inalterado o olhar de desprezo, respondeu: mata-me. Masako apunhalou-o no peito e novamente desmaiou. Quando despertou, viu o marido morto e não conseguiu – ou não teve forças para – se matar. Fugiu para o templo em busca da misericórdia de Bosatsu.

O espírito de Takehiro, através dos lábios de uma bruxa

O espírito de Takehiro também se faz ouvir, por meio da intercessão de uma bruxa. Relata que, após o estupro, o bandido passou a consolar Masako. Takehiro olhava-a significativamente, buscando dizer-lhe "não o escutes". Ela, porém, pouca atenção lhe prestava. E o assaltante repetia: "teu marido não quererá saber de ti. Não queres ser minha esposa? Agi assim pelo amor que me inspiraste". Em determinado momento, Masako ergueu a cabeça extasiada. Takehiro nunca a vira com expressão tão bela. E respondeu-lhe: "leva-me para onde quiseres". Segurando o bandido pela mão, antes de partirem, Masako aponta para o marido e diz: "mata a esse homem. Se continuar vivo não poderei viver contigo. Mata-o! Acaba com ele!". Ouvindo essas palavras, o criminoso empalideceu. Olhou para Takehiro como a indagar: "mato-a ou perdoo-a? Queres que a mate?". Enquanto vacilava, Masako deu um grito e embrenhou-se no mato. O bandido, então, cortou as amarras do marido e desapareceu de vista. Quando se liberou das cordas, viu o punhal que a esposa deixara cair. Cravou-o no peito. E conclui: "fui envolto por denso silêncio [...] fundi-me na noite eterna para não regressar".

Raras vezes, com tamanha economia de palavras, logrou um artista tão bem elaborar o perfil de um psicopata. Tajomaru é portador de todas as características básicas: trata-se de um criminoso habitual, com práticas anteriores de assaltos, homicídios e estupros. Além disso, é impulsivo, vislumbrou o rosto de Masako e decidiu dela "apoderar-se". É precisa a escolha do verbo "apoderar" pelo autor – em vez de "violar", "estuprar" ou outro semelhante –, pois melhor descreve os sentimentos que habitualmente invadem criminosos sexuais violentos.

Além disso, tem um profundo desprezo pelo outro, centrando-se exclusivamente em suas necessidades e desejos. Nesse sentido, queria apenas "apoderar-se" de Masako, mas não matar a seu acompanhante, pois assim ditava "seu humor do momento". Entretanto, se, para lograr seu objetivo, necessitasse de tal recurso, não haveria qualquer problema, pois "matar um homem não é algo tão importante como vocês acreditam".

Tajomaru apresenta, também, uma linguagem sedutora e disso se vale para enganar suas vítimas. O resultado é que induz o infeliz Takehiro a ingressar no bosque em busca de um tesouro. Como muitos criminosos dessa espécie, sabe como acionar sentimentos obscuros em sua presa, os quais a levam a agir exatamente como deseja. Seu discurso é grandioso, intelectualizado, com racionalização da conduta criminosa:

> Eu somente mato através do sabre que levo em minha cintura, enquanto vocês matam por meio do poder, do dinheiro e, até, de uma palavra aparentemente benévola. Quando vocês ma-

tam, o sangue não corre, a vítima continua vivendo. Mas não haveis matado menos! Do ponto de vista da gravidade da falta, indago-me quem é mais criminoso.

Ao fim do depoimento, de forma arrogante, diz: "eu sempre soube que seria pendurado. Condenem-me à morte". Em nenhum momento pronunciou qualquer palavra de comiseração dirigida a suas vítimas ou de lamento pelo mal que causara.

Em *No bosque*, cada um dos personagens apresenta a versão dos fatos que melhor o situa do ponto de vista moral, mesmo que isso implique objetivamente ser responsabilizado pela prática de um crime. Para Takehiro, o suicídio insere-se na tradição japonesa de exigência de honra, mas, paralelamente, exonera seu assassino de qualquer punição legal. É curioso observar, também, como os mínimos detalhes podem ser percebidos de forma antagônica pelos protagonistas. A troca de olhares entre Takehiro e Masako é descrita por aquele como uma tentativa de dizer-lhe simplesmente "não o escutes", ao passo que esta interpreta-a como uma manifestação de "frio desprezo". E assim se dá com fatos aparentemente "objetivos" que são descritos de forma totalmente diversa pelos personagens.

Essa obra-prima da literatura universal interessa especificamente a quem se dedica à natureza humana como matéria de trabalho. Muito além da precisa composição de uma personalidade perversa – esse não é o ponto de maior interesse do conto de Akutagawa –, a técnica das diversas narrativas e suas conflitantes versões, todas culminando com a autorresponsabilização pela morte de Takehiro, demonstra, de forma clara, a relatividade do subjetivismo e do discurso humano, relatividade esta presente em quaisquer circunstâncias, mas, em especial, em um *setting* terapêutico, onde a "verdade" do paciente deve ser corretamente apreendida e decodificada.

3

DONA FLOR E SEUS DOIS MARIDOS
de JORGE AMADO

Dorli Kamkhagi
Orestes V. Forlenza
Ana Carolina de Oliveira Costa

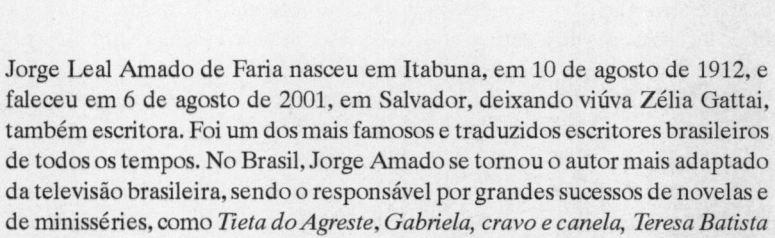

Jorge Leal Amado de Faria nasceu em Itabuna, em 10 de agosto de 1912, e faleceu em 6 de agosto de 2001, em Salvador, deixando viúva Zélia Gattai, também escritora. Foi um dos mais famosos e traduzidos escritores brasileiros de todos os tempos. No Brasil, Jorge Amado se tornou o autor mais adaptado da televisão brasileira, sendo o responsável por grandes sucessos de novelas e de minisséries, como *Tieta do Agreste*, *Gabriela, cravo e canela*, *Teresa Batista cansada de guerra*, *Dona Flor e seus dois maridos* e *Tenda dos milagres*. A obra literária de Jorge Amado conheceu, ainda, inúmeras adaptações para o teatro e o cinema. Seus livros foram publicados em 55 países, traduzidos para 49 idiomas.

A partir de *Gabriela cravo e canela*, de 1959, a obra de Jorge Amado – até então um escritor engajado em temas sociais, deputado que foi do Partido Comunista Brasileiro – passou a uma crônica de costumes baseada nos tipos mais populares do imaginário baiano.

Dona Flor e seus dois maridos, de 1966, é um dos mais famosos romances do autor. Inspirado no realismo fantástico, descreve com riqueza de detalhes o lado boêmio da Salvador dos anos de 1940, alternando-o com descrições mais leves (e deliciosas para os sentidos) sobre o universo culinário e medicinal da Bahia.

POR QUE LER?

Em *Dona Flor e seus dois maridos*, Jorge Amado apresenta um rico universo (cultural, social e religioso) que nos auxilia na compreensão de nossos pacientes, na medida em que o livro nos convida a ampliar nossos horizontes de valores e, consequentemente, afina nossa escuta terapêutica. A personagem principal da obra, Dona Flor, moça de origem humilde, que ambiciona criar um lugar só seu, consegue formar o que vem a ser sua escola culinária para mulheres. Para desenvolver esse trabalho, foi necessário que ocorressem muitas desavenças e crises com a figura da mãe, quase uma "devoradora" de suas filhas, que as via como um produto a ser vendido por meio de um bom casamento, que era, aliás, o objetivo principal da vida da maioria das mulheres da época.

Nesse lugar onde as frutas exóticas se misturam com os cheiros mais picantes, também existe o desejo de Dona Flor: encontrar um amor – fato que acaba ocorrendo com o jovem libertino e atormentado Vadinho, figura conhecida nas noites de jogatina e nos becos escuros, nos quais se agitam outros mundos e magias paralelamente ao universo "casto" da escola de culinária.

Dentro dos valores rígidos e tradicionais da época e de uma burguesia que vive ainda dos restos dos tempos áureos, existe também outra Bahia que pulsa: a Bahia do desejo, de uma sexualidade que só pode existir por meio dos sacramentos do casamento. Com Vadinho, Flor, a menina ingênua, torna-se mulher e passa a viver desenfreadamente sua sexualidade, antes tão recalcada e escamoteada pelo medo de ser vista como uma mulher libidinosa. Esse livro apresenta um contexto social e político bastante específico, além de mostrar como o comportamento de um grupo social que está fortemente inserido em uma cultura deve necessariamente ser entendido e visto como tal.

Para os médicos psiquiatras e psicoterapeutas, é muito importante entender a fala e a angústia de seus pacientes dentro de seu contexto cultural. Quando tiramos alguém do "seu *locus*", arriscamos agravar seu mal, pois lhe retiramos sua base e suas defesas. Devemos ter muita cautela quando o assunto é cultura e religiosidade. E não podemos também deixar passar a oportunidade de ampliar nossa compreensão do ser humano, pois cada paciente nos abre um novo mundo particular.

O início da história da personagem Dona Flor é marcado pela viuvez, que ocorre em pleno carnaval baiano. Nesse dia, seu marido, Vadinho, é encontrado morto, vestido de mulher, um costume muito comum. O carnaval permite que muitas situações ocultas e duplas possam ser realizadas. Aliás, esse é o universo da personagem, que vive constantemente entre o sagrado e o profano, entre o desejo e a culpa. O tempo todo ela se sente compelida em nome dessa paixão e loucura a transpor todos os limites de seu pudor.

Durante o período de luto (ou nojo, como o autor coloca), ela percebe como viveu uma vida feita mais de baixos do que de altos, sempre se sentindo dividida entre o desejo e as imposições do superego. Passado algum tempo, casa-se com um farmacêutico, homem de bem, distinto e cheio de regras, principalmente nas questões sexuais (p. ex., as relações sexuais têm dia e hora marcados). Embora desfrutasse de certa paz, a figura de seu antigo marido, bem como seu desejo nunca satisfeito, continuam a atormentá-la. Em seguida, Vadinho reaparece e volta a fazer parte da vida e da imaginação (fantasias e desejos) de Dona Flor. Será que ela enlouqueceu? Poderíamos pensar que essa vivência da presença do morto é um delírio alucinatório?

Outra explicação possível, segundo os rituais do Candomblé: forças sobrenaturais teriam chamado Vadinho de volta para ele viver o desejo incandescente de sua "sempre mulher"...

Como encontrar um desfecho para esse "beco sem saída"? Passamos boa parte da vida buscando a estabilidade (em todos os sentidos) e, quando finalmente a alcançamos, queremos também liberdade e prazer (igualmente importantes). Mas é fato que dificilmente estabilidade e liberdade caminham juntas; uma é antagônica à outra, vivemos tentando encontrar esse equilíbrio, fazendo malabarismos. Sabemos que, quanto mais estabilidade, mais responsabilidades e deveres terão de ser observados (o que nos remete à ideia de aprisionamento e escravidão). Logo, a sensação de menor liberdade, inevitavelmente, acompanha o "pacote". No entanto, somente a liberdade não nos dá as raízes, a paz e a segurança que tanto desejamos. Parece que nos resta viver tentando equilibrar as duas partes e aprender a lidar com nossa eterna insatisfação neurótica... Nesse sentido, podemos arriscar dizer que Vadinho é o princípio mesmo do prazer freudiano, enquanto Teodoro, o farmacêutico, o princípio de realidade (estabilidade/segurança). Como abrir mão de algum deles? O conflito parece mesmo não ter solução...

Será que eles podem coexistir de maneira saudável? Graças a Jorge Amado e seu romance, essa situação pode ser real, pois ele consegue retratar, sem tantos conflitos morais, a escolha de não escolher... Será irreal e impossível transpor para nossa "vida real" a mesma situação?

O romance nos traz a oportunidade de refletir sobre diversos temas recorrentes na clínica: o casamento e a dificuldade em manter o interesse e a paixão ao longo do tempo. Será a durabilidade sinônimo do sucesso de um relacionamento? Outro ponto interessante que observamos é o que se refere à rotina, que mata o prazer do casamento, com as distâncias e os abismos criando-se sem que os parceiros se deem conta. A falta de intimidade e estranhamento do outro: "quem é esse com quem eu divido o mesmo teto e a mesma cama?". Ainda: o deslocamento das vontades. Muitas vezes, é nesse momento que se inicia a vontade de buscar em "outro lugar" a sexualidade e o erotismo (como Dona Flor, que alucina Vadinho). Há lugar para a imprevisibilidade e a paixão no casamento? Ou realmente a possibilidade e a previsibilidade azedam e talham o desejo? A impossibilidade é, ainda, o melhor tempero, como diria Dona Flor?

A protagonista, diante da dificuldade de decidir como resolver o conflito (ficar com Vadinho ou com Teodoro), resolve então fazer sua escolha: a escolha de não escolher... Será uma opção válida?

4
A ESCURIDÃO E O MEL
de GIOVANNI ARPINO

Daniel Martins de Barros

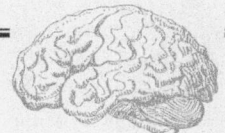

Giovanni Arpino foi um escritor italiano que estreou na literatura na metade do século XX, época de ouro do neorrealismo cinematográfico, que em muito influenciou sua obra. De fato, além de trabalhar em um roteiro, teve três livros adaptados para o cinema. A obra de que tratamos aqui, *A escuridão e o mel*, foi, sem dúvida, a que alcançou maior sucesso, primeiramente com a versão italiana, *Profumo di donna*, de 1974, e depois com a refilmagem de Hollywood, de 1992, *Perfume de mulher*, que, apesar do tom bem mais piegas em relação tanto ao livro como ao primeiro filme, foi indicada às principais categorias do Oscar (diretor, filme e roteiro) e rendeu a Al Pacino sua primeira estatueta como melhor ator.

Formado em Literatura, Arpino logo começou a trabalhar como jornalista, carreira que manteve em paralelo com sua atuação como romancista. Como o cinema da época, seu estilo é de um realismo cru, mostrando, mais por meio das ações do que das descrições, o retrato psicológico de seus personagens, revelando características humanas universais.

Em *A escuridão e o mel*, o autor conta a história do capitão reformado Fausto em uma misteriosa viagem acompanhado do jovem recruta, a quem só conhecemos pelo apelido de Ciccio. Cruzando a Itália, Fausto visita pessoas e lugares emblemáticos para ele, encerrando o périplo, saberemos depois, pretende pôr fim à própria vida. Somente então fica claro que tal desfecho seria coerente com todo o comportamento prévio do capitão, que transbordava fel ao longo dessa viagem de despedida.

POR QUE LER?

A escuridão e o mel é escrito em um estilo seco e fragmentário. Os eventos se sucedem cronologicamente, mas aos saltos, em imagens fortes, mas em parte descontínuas ao longo da história. Assim, muitas vezes fica ao encargo do leitor a tarefa de conferir fluência à narrativa, alinhavando os episódios marcantes descritos em sucessão. O primeiro ponto de interesse é justamente essa estrutura, que traça um paralelo muito adequado ao funcionamento da memória humana.

Diferentemente do que está no imaginário popular, a memória não funciona como uma câmera de vídeo, gravando e estocando em alguma parte profunda da mente tudo o que acontece. O que o cérebro faz é reter *flashes*, correlacionando os diferentes estímulos presentes na situação, como o que estava sendo visto, ouvido, cheirado, etc.; então, quando precisamos resgatar uma lembrança, a situação é reconstruída a partir desses elementos, reencenando o ocorrido. É justamente por isso que a memória é sujeita a tantas distorções, pregando-nos peças a todo momento.

Assim como ocorre no livro, os elementos mais marcantes de uma cena, de uma situação ou de uma vivência em geral são os que ficam registrados, na maioria das vezes, por conta de seus conteúdos emocionais – quanto mais carregada afetivamente uma situação, mais forte seu registro.

E que afetos revelam os *flashes* do capitão Fausto? Sobretudo amargura, ressentimento, hostilidade. Fausto trata a todos com uma sinceridade áspera, ironizando defeitos e ressaltando fraquezas. Equilibra-se o tempo todo sobre o estreito limite entre a agressividade e o divertimento, sendo um daqueles personagens que cativa o leitor pela agudeza de suas observações ao mesmo tempo que o afasta pelo incômodo que traz. Ele não parece triste, mas se fica com a impressão de que a energia dessa aridez vem da resistência que o capitão tenta opor aos seus afetos – incapaz de lidar com o infortúnio do acidente que lhe tirou a visão e amputou um braço, nega o tempo todo sua tristeza, mas ela explode na hostilidade para com o mundo ao escapar do seu controle. Como observou o crítico e escritor Cristovão Tezza, "a figura de Fausto não permite que nada cresça em sua volta".

O plano suicida surge, por isso, de forma inesperada, já que não se revelara até então a depressão. Tudo parece fazer sentido em um segundo momento, quando se entende que seu comportamento já denunciava, indiretamente, o cansaço com a vida e a desesperança em qualquer futuro possível.

É conhecido que nem todos os casos de suicídio ocorrem em pacientes deprimidos, nem mesmo sendo obrigatória a presença de um transtorno mental para que ele ocorra. Um dos principais fatores associados à medida tão extrema, contudo, é exatamente a falta de esperança, a incapacidade de vislumbrar alternativas a uma realidade insuportável; como essa sensação é mais comum em pacientes deprimidos, eles são as vítimas preferenciais de suicídio. *A escuridão e o mel* lembra-nos, no entanto, de que nem sempre a depressão é percebida como tristeza, e que o mais profundo desespero pode aparecer em diferentes trajes, dependendo da personalidade da pessoa, até mesmo como um acre-doce mau humor.

5
TRISTE FIM DE POLICARPO QUARESMA
de LIMA BARRETO

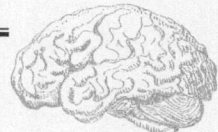

Eduardo Pondé de Sena
Daniel Martins de Barros

Nascido em 13 de maio de 1881 no Rio de Janeiro, Afonso Henriques de Lima Barreto, considerado precursor do romance social, é, ao lado de Euclides da Cunha, nome fundamental do pré-modernismo brasileiro. Foi romancista, contista, cronista e jornalista. Filho de pai tipógrafo (João Henriques de Lima Barreto) e de mãe professora (Amália Augusto Barreto), ambos mestiços, sofreu preconceito racial durante toda a vida. Tornou-se órfão de mãe ainda durante a infância, mas foi apadrinhado por Afonso Celso de Assis Figueiredo, o Visconde de Ouro Preto (1836-1912), influente ministro do Império, que lhe garantiu uma educação escolar de qualidade. Assim, estudou em boas escolas, como o Liceu Popular Niteroiense e o famoso Colégio Pedro II, ingressando na Escola Politécnica. Obrigado a sustentar os irmãos por conta dos problemas psiquiátricos do pai, abandonou o curso.

Ainda um estudante com 19 anos, começou a escrever profissionalmente na imprensa.

Em 1903, ingressou por concurso público na carreira burocrática da Secretaria de Guerra. Em 1905, fez a cobertura jornalística do início das obras no Morro do Castelo para a construção da Avenida Central. Depois disso, Lima Barreto colaborou intensamente com a imprensa do Rio de Janeiro, publicando artigos e crônicas em periódicos como *Correio da Manhã*, *Jornal do Commercio* e *A Gazeta da Tarde*.

Seu primeiro romance, *Recordações do escrivão Isaías Caminha*, foi inicialmente publicado como folhetim, na revista *Floreal*, editada pelo próprio autor, sendo lançado como livro em 1909, em Portugal. Dois anos depois, em 1911, publicou *Triste fim de Policarpo Quaresma*, também em formato de folhetim, nas páginas do *Jornal do Commercio*. Esta se tornaria sua obra-prima, editada sob a forma de livro quatro anos depois. Por essa época, já eram agudas as crises do escritor às voltas com o alcoolismo e a depressão, circunstância que promoveu sua primeira internação no hospício, em 1914. De volta à atividade literária, em 1916, passou a colaborar em periódicos de viés socialista. Ao mesmo tempo, publicou textos de teor político na imprensa tradicional.

Quatro anos depois da primeira internação, Lima Barreto aposentou-se de seu cargo na Secretaria de Guerra por invalidez, dada a persistência de seus problemas de saúde, situação que se refletiria em sua obra de ficcionista. No ano seguinte, 1919, foi publicado seu romance *Vida e morte de M. J. Gonzaga de Sá*.

Os períodos de internação no hospício resultaram na composição de diversos diários e no romance inacabado *O cemitério dos vivos*, que teve trechos publicados em 1921, ano em que o autor, pela terceira vez, apresentou sua candidatura à Academia Brasileira de Letras (nas duas tentativas anteriores, fora preterido; nesta última, o próprio escritor desistiu antes mesmo das eleições). Com o estado de saúde cada vez mais debilitado, Lima Barreto faleceu no dia primeiro do mês de novembro de 1922, em decorrência de um colapso cardíaco. Muitos dos seus escritos, tais como *O cemitério dos vivos*, *Diário íntimo* e parte da correspondência pessoal, foram publicados postumamente.

POR QUE LER?

Triste fim de Policarpo Quaresma chega ao público, inicialmente, na edição vespertina do *Jornal do Commercio*, tendo a história sido finalizada após 52 folhetins, em um período de cerca de dois meses (de 11 de agosto a 19 de outubro de 1911). Em 1915, a obra apareceria como livro publicada pela *Revista dos Tribunais*. Apesar de ter despendido suas economias na única edição que pôde acompanhar em vida, Lima Barreto lamenta a singeleza daquela edição, decorrente da insuficiência de seus recursos, que implicava menos cuidado na preparação da tiragem. Apesar disso, esse romance concedeu-lhe notoriedade, sendo considerado sua obra-prima.

Escrito nos limites do pré-modernismo, o livro, considerado o principal trabalho dessa fase, se divide em três partes.

Na primeira, aparece como cenário a cidade do Rio de Janeiro da época. O período histórico a que se reporta é o imediato à Proclamação da República. Patriota exacerbado, Policarpo Quaresma concebia alternativas políticas, econômicas e culturais para o Brasil, passando grande parte de seu tempo dedicando-se aos livros. Esse fato é alvo de crítica de muitas pessoas da sua vizinhança, que não concebem alguém, sem formação acadêmica, possuir tantos livros. Além disso, sofre críticas por conta do interesse pelo aprendizado do violão, instrumento malvisto pela burguesia da época. Mesmo assim, passa a tomar aulas com Ricardo Coração dos Outros, de quem se tornaria grande amigo. Adiante, desencantando-se das modinhas e do folclore brasileiro, transfere seu interesse para as tradições genuinamente nacionais: as indígenas.

Seu envolvimento com esse assunto é tal que peticiona junto à Assembleia Legislativa republicana a adoção da língua tupi como idioma oficial; redige ofício nessa língua, passando a ser duramente criticado no trabalho, na vizinhança e nos órgãos da imprensa. Por causa dessa postulação, considerada impertinente e descabida, é internado em um manicômio.

Na segunda parte do livro, após ter-se restabelecido e deixado o hospital psiquiátrico, Policarpo é imediatamente aposentado por invalidez. Decide, então, adquirir o sítio Sossego, afastado do centro da cidade, onde passa a dedicar-se aos estudos agropecuários, na tentativa de provar a especial qualidade do solo brasileiro. Nessa propriedade, com a ajuda do empregado Anastácio, passa a lutar contra formigas saúvas, ervas daninhas e outras situações adversas, visando estimular a iniciativa agrícola e contribuir para o crescimento econômico do Brasil.

Entretanto, a fertilidade do solo não corresponde ao que Policarpo esperava. Dessa forma, além do diminuto lucro, nosso personagem envolve-se, involuntariamente, na luta política da cidade, sendo alvo de inúmeras difamações.

Ao tomar conhecimento dos rumos da Revolta da Armada, Policarpo envia um telegrama ao Presidente Floriano Peixoto, dirigindo-se para o Rio de Janeiro a fim de apoiar o regime estabelecido e sugerir reformas para o Brasil.

A terceira parte do romance narra a trajetória de Policarpo na Capital Federal durante a Revolta da Armada. É recebido por Floriano Peixoto, que não concede atenção às suas propostas de reforma. Apesar disso, como patriota, ingressa no batalhão "Cruzeiro do Sul", no posto de major (embora sem experiência militar prévia) e, dessa forma, incorpora-se à luta. Fica encarregado de um pelotão de artilharia improvisado, que reúne voluntários "forçados", a exemplo de seu amigo Ricardo Coração dos Outros, em companhia dos quais Policarpo deveria rechaçar as investidas dos marinheiros às praias cariocas.

Simultaneamente, a revolta gerava tensão, devido às prisões e às violências arbitrárias dirigidas a alguns, enquanto outros tinham ali oportunidades de ascensão social. Todavia, nosso herói percebe que suas propostas não eram levadas a sério. Humilhado, é chamado de visionário por Floriano Peixoto, homem duro, cognominado, por isso, "Marechal de Ferro". Terminada a rebelião, é encarregado de cuidar de um grupo de prisioneiros.

Chega, finalmente, à conclusão de que a pátria, pela qual sacrificara a vida de estudos, não passava de mera ilusão. Seu destino é selado quando, após presenciar a escolha arbitrária de prisioneiros a serem executados, dirige uma carta a Floriano Peixoto, denunciando a situação: o maior patriota de todo o livro é injustamente preso, acusado de traição.

Diante da triste situação a que fora conduzido, seu amigo Ricardo Coração dos Outros procura todos os antigos amigos e conhecidos de Policarpo para socorrê-lo. Lamentavelmente, todos se recusam, seja por medo ou por ganância. Excetua-se, apenas, Olga, sua afilhada, incapaz, contudo, de ajudar o padrinho, a quem muito admira. Ao final, Policarpo, devido às críticas imerecidas, é preso e condenado ao fuzilamento, sob acusação de traidor, por ordem do presidente Floriano Peixoto.

Inspirado na tragédia da loucura de seu pai – João Henriques –, Lima Barreto cria a personagem do Major Quaresma. A loucura que atingira João Henriques foi transformada em ficção em *Triste fim de Policarpo Quaresma*. Em Lima Barreto, as reminiscências da infância e do surgimento da loucura do pai associam-se aos fatos vividos pelo Major Quaresma. Lima Barreto também viveu seu drama particular, tendo sido internado para tratamento de transtornos mentais.

Com diagnóstico de neurastenia, faleceu aos 41 anos, em 1º de novembro de 1922.

6
FRAGMENTOS DE UM DISCURSO AMOROSO
de ROLAND BARTHES

Fábio Roesler

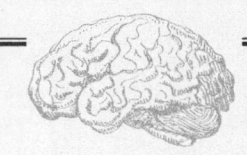

Roland Barthes nasceu em Cherburgo, na França, em 1915. Em 1924, mudou-se com a mãe para Paris, iniciando seus estudos no Liceu Montaigne e em seguida no Liceu Louis-Le-Grand, onde permaneceu até 1934.

Durante toda a vida, o escritor escondeu sua homossexualidade, só revelada em uma obra póstuma, *Incidentes*, publicada sete anos após morrer atropelado em uma rua de Paris.

Naquele ano, contraiu tuberculose, doença que usou como estímulo para seu processo intelectual. Foi cofundador da revista *Teatro Popular*. Na década de 1950, passou a fazer parte da cena intelectual francesa. *O grau zero da escrita*, de 1953, consagrou-o como um dos principais escritores do modernismo francês. Em 1964, publicou *Elementos de semiologia* e iniciou-se na linguística, por Greimas. Foi um dos grandes teóricos do estruturalismo, ao lado de Lévi-Strauss, Foucault e Lacan. Sua grande obra, *Fragmentos de um discurso amoroso*, foi publicada em 1977.

POR QUE LER?

Em *Fragmentos de um discurso amoroso*, Roland Barthes descreve as minúcias de um dizer amoroso visto a partir do filtro linguístico do estruturalismo iniciado pelo etnólogo Claude Lévi-Strauss e, posteriormente, desenvolvido por teóricos como Tzvetan Todorov, Peter Blau, Michel Foucault e Pierre Bourdieu. A análise estruturalista propõe o abandono do exame particular dos objetos que estuda e procura ser um intermédio entre o empírico e o lógico, recusando o método indutivo e ressaltando o dedutivo. Em suma, conduz-se segundo algumas considerações que descerram o caráter proposto da obra como estrutural ou, ainda, de acordo com o que o autor classifica como "alucinação verbal".

Não cabem, no contexto dessa escrita ou visão, figuras de referência de autoridade e certeza, que são, na verdade, deixadas inacabadas como lembretes para os que estão a ler. A ordenação que faz o índice pode ser definida em um pequeno poema:

> Do "abismar-se" que segue ao abraço, depois adorável
>
> A "afirmação", a "alteração"
>
> A "angústia" e a "anulação"
>
> Do "A" para o "N" chegamos na "Noite", nas "Nuvens" de objeto(s) "obsceno(s)"
>
> Porque "Querer-Possuir" é como um rapto de "Repercussão" sem "Roupa" e sem "Saídas"
>
> Os "Signos" "Situados" só apontam para a negação de um suicídio "Tal"
>
> Qual a "Ternura" do "Transbordamento" da "União" e da "Verdade" que fragmentos de um discurso amoroso enlace".

O autor apoia a realização da obra naquilo que ele qualifica de "extrema solidão" do discurso amoroso, como uma ilha de onde o apaixonado fala para alguém, justamente a quem ama – que nada em troca diz, como estranhos um para o outro. Sujeitos que não se encontram manifestamente e identificam um algo que falta, ou seja, estão sós.

Nessa proposição de abandono do exame particular, tomando cada manifestação como exame de outra coisa para além delas próprias, a estrutura do discurso literário é que consiste no objeto de investigação desse fragmento de discurso estrutural. O discurso literário é formado pelo conjunto abstrato de procedimento que caracteriza esse discurso estrutural como propriedade típica da organização mental do homem que paira acima das obras e de suas existências e singularidades. A crítica estrutural, em última análise, não em sentido clássico de conjunto de normas ou preceitos para conquista da adequação das obras aos respectivos gêneros, mas no sentido de uma teoria de estrutura, preocupa-se com a criação de uma *poética* da teoria do discurso literário. Um exemplo possível: "O encontro irradia; mais tarde, o sujeito fará dos três momentos do trajeto amoroso um só momento; ele falará 'deslumbrante túnel do amor'". A gramática é descoberta segundo a articulação narrativa do homem, que não é aleatória nem imprevisível, mas que obedece a uma estrutura entendida como essencial e como um conjunto de propriedades do discurso literário por ele criadas.

Nessa exposição, o ser apaixonado torna-se íntimo do leitor, passa a conhecer a experiência da loucura que reside no amor e utiliza uma linguagem particular. Sua realidade é sua relação com o objeto amado e tudo o que atravessam.

Desse modo, a obra não procura escrever uma ciência do amor. Pelo contrário, desata uma possibilidade da certeza ante as possíveis respostas do outro pelo qual se apaixona; o texto quer apenas afirmar o amor.

7

FUNES, O MEMORIOSO
DE JORGE LUIS BORGES

Flávio Shansis
Táki Athanássios Cordás

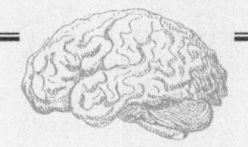

A eterna pergunta que se faz sobre Jorge Luis Borges, esse genial poeta, ensaísta, romancista, tradutor e intelectual argentino, é por que, apesar da grandiosidade de sua obra, não ganhou o Nobel de Literatura?

Nascido em Buenos Aires em agosto de 1899 e falecido em Genebra em 1986, Borges deixou uma obra erudita e caudalosa apesar da cegueira progressiva a partir dos anos de 1950. Era fluente em várias línguas, e suas obras foram extensamente traduzidas e publicadas nos Estados Unidos e na Europa. Sua relevância, entre outras honrarias recebidas, levou Umberto Eco a homenageá-lo com o personagem Jorge de Burgos, também cego, em seu romance *O nome da rosa*.

Algumas de suas obras principais incluem *Ficções*, de 1944; *O Aleph*, 1949; *Antologia pessoal*, 1961; *O informe de Brodie*, 1970; e *O livro de areia*, 1975.

Em 1942, em parceria com outro importante escritor argentino, Adolfo Bioy Casares, rendeu, em *Seis problemas para Don Isidro Parodi*, sua homenagem aos romances policiais, que recusava entender como um gênero menor.

Entre seus contos mais conhecidos, podemos citar "A biblioteca de Babel" (que também serviu de inspiração para o livro citado de Umberto Eco); "O Aleph" (conto que dá nome ao livro); "Pierre Menard, autor de Quixote"; "O Zahir"; e "Funes, o memorioso", aqui abordado.

A resposta à eterna pergunta feita no início foi dada pelo acadêmico sueco Artur Lundkvist, que declarou, em 1976, que Borges jamais receberia o Prêmio Nobel de Literatura por ter apoiado a junta militar Argentina.

POR QUE LER?

A memória é, sem dúvida, para nós, da área de saúde mental, ferramenta de trabalho e, ao mesmo tempo, algo a escrutinar em quem estamos avaliando. É na sacola de nossa memória que buscamos encontrar conhecimentos já adquiridos, é nela que tentamos realizar paralelos com situações clínicas já vividas e é, ainda nela, em um contexto de um *setting* de orientação analítica, que a memória, tantas e tantas vezes, nos permite, por mecanismos contratransferenciais, sentir o que o paciente sente e, por meio disso, transformar em palavras o que ainda não tomou essa forma: para dar nome. De maneira similar, isso se dá igualmente por meio de um rígido exame psicopatológico da memória no qual podemos observar alterações sutis ou grosseiras e que – ainda que inespecíficas – terminam por nos auxiliar na elucidação de algum diagnóstico. Enfim, nós que trabalhamos com a mente, somos, ao mesmo tempo, escravos e senhores de nossa memória.

A princípio, a memória construída de forma individual e a que se faz de maneira coletiva em nossa sociedade seriam objetos de sobrevivência da espécie humana. Contudo, há quem diga que o que nos faz humanos não são as lembranças, mas nossos esquecimentos. Que sobrevivemos, sobretudo, por esquecermos. E que, se não esquecêssemos, seríamos condenados ao sofrimento eterno. É, de certa forma, dessa hipotética sina mortífera e da desgraça do não esquecimento de que trata o magnífico conto de Jorge Luis Borges: "Funes, o memorioso". Ou Funes, o condenado pela memória a não esquecer. Pois bem, aproximemo-nos sem medo dessa torturante hipótese para mergulharmos na genialidade do universo borgiano.

Trata-se, pois, o conto, de um testemunho. Escrito em primeira pessoa, o narrador nos relata que fora convidado (a princípio pelo próprio leitor, uma vez que Borges nos coloca na posição de supostos editores de um projeto literário, de forma semelhante ao que Machado de Assis também fazia com seus leitores, dando-lhes algumas vezes um papel predeterminado) a dar seu testemunho, assim como também todos aqueles que, porventura, haviam conhecido um uruguaio de nome Ireneo Funes.

Indo veranear, no ano de 1884, na cidade uruguaia de Fray Bentos, às margens do Rio Uruguai, que é fronteiriça com a província Argentina de Entre Rios, o narrador está a cavalo na companhia de um primo e, de modo fortuito, passa em um desfiladeiro pela figura de Funes, que diz para a dupla, ao ser indagado das horas e "sem consultar o céu", que faltavam quatro minutos para as oito. Ireneo era um filho bastardo que vivia com a mãe e se fazia conhecido por algumas peculiaridades, como a de não se dar com ninguém e a de saber a hora, como um relógio. Desse rápido encontro, fica-lhe a lembrança do "cronométrico Funes". Três anos depois, o narrador retorna à cidadezinha para outro veraneio e, ao indagar sobre aquele sujeito tão estranho, fica sabendo que ele havia sido derrubado por um cavalo recém-domado e que, por isso, "havia se tornado paralítico, sem esperança".

O narrador fora informado de que Funes "não se movia da cama, os olhos repousados na figueira do fundo ou em uma teia de aranha. Ao entardecer, permitia que o levassem para perto da janela. Levava a arrogância ao ponto de simular que era benéfico o golpe que o havia fulminado...".

Funes descobre que o narrador "havia iniciado naquele tempo o estudo metódico do latim" e solicita o empréstimo de alguns livros: recebe, então, "para desencorajá-lo completamente", *Gradus ad parnassum,* de Quicherat, e *Naturalis historia,* de Plínio. O pai do narrador adoece em Buenos Aires, e este precisa imediatamente retornar à capital argentina. Vai à casa de Ireneo para buscar os livros que emprestara e descobre que este, em pouquíssimos dias, já havia dominado a língua latina. Passam a noite inteira a conversar e Funes conta-lhe o que se passara:

> Dezenove anos havia vivido como quem sonha: olhava sem ver, ouvia sem ouvir, esquecia-se de tudo, de quase tudo. Ao cair, perdeu o conhecimento; quando o recobrou, o presente era quase intolerável de tão rico e tão nítido, e também as memórias mais antigas e mais triviais. Pouco depois averiguou que estava paralítico. Fato que pouco o interessou. Pensou (sentiu) que a imobilidade era um preço mínimo. Agora a sua percepção e sua memória eram infalíveis. [...] Essas lembranças não eram simples; cada imagem visual estava ligada a sensações musculares, térmicas, etc. Podia reconstruir todos os sonhos, todos os entressonhos. Duas ou três vezes havia reconstruído um dia inteiro, não havia duvidado, mas cada reconstrução havia requerido um dia inteiro.

Sobre esse martírio, Ireneo Funes diz ao narrador: "Mais lembranças tenho eu do que todos os homens tiveram desde que o mundo é mundo. E também: Meus sonhos são como a vossa vigília. E também, até a aurora: Minha memória, senhor, é como um depósito de lixo". E, sendo um "depósito de lixo", Funes conta que "não apenas recordava cada folha de cada árvore de cada monte, mas também cada uma das vezes que a havia percebido ou imaginado". Dessa forma, a prodigiosa memória de Funes o traía, pois as lembranças eram tantas que isso acabava por impedi-lo de generalizar o mundo, já que cada lembrança trazia algo ímpar: "Não apenas lhe custava compreender que o símbolo genérico *cão* abarcava tantos indivíduos díspares de diversos tamanhos e diversas formas; perturbava-lhe que o cão das três e catorze (visto de perfil) tivesse o mesmo nome que o cão das três e quatro (visto de frente)". Compadece-se, o narrador, do imenso sofrimento de Funes: recordar de tudo o tempo todo em cada ínfimo detalhe trazia o preço de uma obsessiva e interminável lembrança. Era extremamente fácil para Ireneo aprender, portanto, qualquer assunto, mas, suspeita o narrador, sem afeto: "Havia aprendido sem esforço o inglês, o francês, o português, o latim. Suspeito, contudo, que não era muito capaz de pensar. Pensar é esquecer diferenças, é generalizar, é abstrair. No mundo de Funes não havia senão detalhes, quase imediatos". Dois anos após esse encontro, Ireneo Funes morre "de uma congestão pulmonar".

Com sua genialidade, Borges nos traz nesse conto a saga de um jovem de 19 anos que, tendo caído de um cavalo, sofre de um terrível mal: desde então não consegue mais esquecer. Borges nos convida a refletir, sobretudo, em relação à importância do esquecimento em nossas vidas, assim como sobre a construção afetiva da memória. Por meio da metáfora de um jovem "memorioso", Borges nos recorda que precisamos esquecer para sobreviver e que, se buscarmos em nossas memórias lembranças sem conteúdo afetivo, iremos apenas catalogar, enumerar conhecimento, como fazia o pobre Funes. Sem afeto, nossas memórias são apenas empilhadas, e isso nos impede de abstrair. E de pensar. E de viver.

8
LARANJA MECÂNICA
DE ANTHONY BURGESS

Daniel Martins de Barros

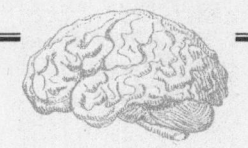

A maioria do público brasileiro conhece *Laranja mecânica* apenas a partir do filme de Stanley Kubrick, de 1971. Trata-se de uma obra de arte de um dos maiores diretores cinematográficos de todos os tempos, não há dúvida, e pode ser considerada uma boa introdução ao trabalho de Anthony Burgess, uma vez que Kubrick praticamente usou como roteiro uma cópia do livro, o que lhe garante boa dose de fidelidade ao romance. Por decisão editorial, a versão norte-americana não tinha o último capítulo do livro, do que resultou, no filme, um desfecho distinto daquele do livro, a despeito da mencionada fidelidade.

John Burgess Wilson, nome verdadeiro do escritor, não deveria, contudo, ser resumido a "autor do livro que deu origem ao filme". Nascido em 1917, na Inglaterra, e falecido 76 anos depois no mesmo país, após ter morado nos Estados Unidos, na Malásia, em Brunei e passado anos vagando pela Europa de *trailer* para evitar os impostos britânicos, Burgess foi um intelectual cuja importância vem sendo descoberta lentamente ao longo dos anos. Linguista diletante, maestro, compositor, roteirista, tornou-se tardiamente romancista, tendo estreado aos 39 anos com o primeiro volume da trilogia sobre a Malásia, onde morou trabalhando como professor de inglês. Ao retornar à pátria natal, recebeu a notícia de que tinha um tumor cerebral inoperável, restando-lhe um ano de vida. Foi o momento de sua guinada, pois decidiu escrever o máximo de romances que conseguisse, a fim de deixar uma fonte de renda para a família. Nesses 365 dias, escreveu cinco livros e deu início a *Laranja mecânica*, que só pôde ser concluído porque o prognóstico médico estava equivocado, e ele não morreu. Foi ao se preparar para uma viagem à Rússia, quando voltava a estudar o idioma, que decidiu criar a gíria singular do livro – chamada Nadsat – com elementos do russo, entremeados ao inglês e marcados pela musicalidade, com a qual sabia trabalhar por dever de ofício.

Sua obra é extensa, incluindo mais de 50 livros que vão de crítica literária – tema pelo qual iniciou a carreira – a romances, biografias e autobiografia. Escreveu, ainda, roteiros para televisão e cinema – é dele *Jesus de Nazaré*, de Franco Zefirelli – e elaborou a linguagem falada pelos homens pré-históricos no famoso filme *A guerra do fogo*, de 1981.

Fumante inveterado, faleceu de câncer de pulmão em sua Inglaterra natal em 1993, e suas cinzas foram depositas em um cemitério em Mônaco.

POR QUE LER?

A história de *Laranja mecânica* se passa em um futuro próximo, quando um cientista, o Dr. Ludovico, cria um método para extirpar a violência do interior dos criminosos de forma definitiva – não dos criminosos eventuais e circunstanciais, claro, mas dos reincidentes e incorrigíveis criminosos, aqueles que desafiam qualquer sistema correcional.

No entanto, o leitor só fica sabendo disso mais tarde, pois o livro tem início com o protagonista, Alex, narrando sua "triste história", primeiramente detalhando com minúcia os atos bárbaros que cometia com sua gangue, atos sem outro propósito que não a violência em si. Estupros, roubos, brigas de gangue, espancamentos, não parece haver nenhuma forma de violência que lhes desagrade. Os pais são omissos a ponto de não terem certeza do que o filho faz, convenientemente acreditando nas versões rasas que ele dá sobre o modo como passa seu tempo.

Todos os membros de sua gangue são violentos, mas Alex os lidera com certo despotismo, manipulando-os e agredindo-os a seu bel prazer, atitude que lhe rende a traição que o levará para a cadeia.

Alex é condenado a 14 anos de prisão, em uma época de grandes avanços científicos, e surge, então, a promessa de um tratamento revolucionário. Ele superará em definitivo as "teorias penológicas datas", como diz o Ministro do Interior, defensor de que os presos sejam tratados "de uma forma puramente curativa", embora o diretor da prisão não concorde muito:

> [...] essas novas ideias ridículas finalmente chegaram e ordens são ordens, embora cá entre nós eu lhe diga que não aprovo. Não aprovo isso de jeito nenhum. Olho por olho, é o que eu digo. Se alguém bate em você, você revida, certo? Então por que o Estado, já severamente espancado por vocês, vândalos brutais, por que ele não revida? Mas a nova visão diz que não. A nova visão diz que transformemos o mau em bom. O que me parece tremendamente injusto.

Apesar de sua revolta, a política se impõe, e Alex é escolhido como cobaia.

Burgess moldou o método do Dr. Ludovico claramente inspirado no condicionamento, já que o "tratamento" consistia em injetar uma substância que produzia um mal-estar terrível no indivíduo quando exposto a cenas de violência semelhantes às quais ele mesmo praticava – amarrado a uma cadeira, com as pálpebras afastadas à força e a cabeça imobilizada, não tinha alternativa a não ser olhar para as cenas que, associadas à substância injetada, provocavam náuseas intensas. Procedendo-se repetidamente dessa forma, estabelecia-se uma associação entre o mal-estar e a violência, o que fazia o indivíduo tornar-se incapaz de cometer novas agressões. O impulso à violência passava a ser imediatamente acompanhado de um grande mal-estar, forçando o sujeito a agir de forma exatamente inversa, o que o tornava bom.

Em quinze dias, Alex estava liberado, após ser humilhado em uma demonstração pública, diante dos políticos, na qual ficou patente sua atual incapacidade de agredir ou de estuprar. Não há, contudo, unanimidade quanto ao valor do tratamento, e o próprio capelão do presídio questiona a perda do livre-arbítrio do rapaz – tal intervenção médica pode ser "uma coisa terrível, terrível de se pensar. E mesmo assim, sob um certo ponto de vista, ao escolher ser privado da capacidade de fazer uma escolha ética, você de certa forma escolheu o bem. Gostaria de crer nisso", diz ele para Alex, revelando a ambiguidade e o dilema moral que a situação enseja.

Tais filosofias não incomodam o ministro, para quem Alex se tornou "o verdadeiro cristão", incapaz de reagir a não ser oferecendo a outra face.

Mesmo assim, apesar de se mostrar eficaz, há grande resistência à implementação do método, justamente pela evidente abolição do livre-arbítrio do sujeito, que, menos que ser corrigido, passaria a ser arbitrariamente controlado em suas atitudes.

Tais críticas se avolumam após Alex tentar se matar, fazendo o governo suspender o tratamento e o jovem recuperar, então, seu livre-arbítrio. Claro que isso abre as portas para que ele escolha novamente ser mau, e de fato isso ocorre no início do último capítulo do livro – ponto a que Kubrick não chegou em seu filme –, até que Alex, após encontrar um ex-arruaceiro, agora casado e com filho, percebe que precisa crescer, fechando a parábola de moral de Burgess com a mensagem de que o caminho ético só é possível e legítimo quando autodeterminado.

A questão da maldade intriga e desafia a humanidade desde sempre, não sendo raras as vezes em que imaginamos que seria possível obter uma cura para a maldade – já se imaginou que o crime fosse fruto da loucura, da estrutura corporal, da degeneração genética, do cérebro. E, a cada avanço da ciência, ouvem-se renovadas promessas de que finalmente encontramos uma solução, a qual, porém, em mais ou menos tempo, se mostra fracassada. O agente da condicional de Alex expressa bem essa angústia ao conversar com ele: "O que dá em vocês todos? Nós já estudamos o problema e já estamos estudando há quase um século, sim, mas os estudos não estão nos levando muito longe. Você tem uma bela casa aqui, bons pais que te amam, você não tem um cérebro lá tão ruim. É algum diabo que entra dentro de você?", pergunta ele.

A história de Alex vem lembrar-nos de que, embora a ideia seja sedutora, tal Éden tecnológico não existe e de que o caminho em sua busca deixa marcas profundas em nossa história, mesmo quando não leva a nada. Nunca é demais lembrar que nenhuma ciência, incluindo psiquiatria, psicologia, neurologia e afins, se mostrou capaz de realizar o sonho de um mundo sem crime, pois este é um elemento social complexo e, não sendo redutível a uma "doença", não pode ser "curado".

9

O ESTRANGEIRO
DE ALBERT CAMUS

Zacaria Borge Ali Ramadam
Daniel Martins de Barros

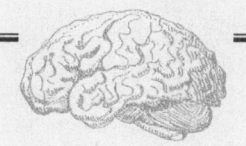

> Só existe um problema filosófico realmente sério: o suicídio. Julgar se a vida vale ou não a pena ser vivida é responder à pergunta fundamental da filosofia. O resto, se o mundo tem três dimensões, se o espírito tem nove ou doze categorias, vem depois.

A abertura do ensaio *O mito de Sísifo*, de Albert Camus, é famosa não só pelo poder literário e filosófico que guarda, mas por sintetizar de alguma forma o trabalho desse autor, cujos livros unem filosofia e literatura de maneira inextrincável.

Natural da Argélia, então colônia francesa, era filho de pais proletários, o que o fez crescer em íntimo contato com a natureza e com a pobreza, elementos que marcariam sua obra posterior. Foi a muito custo, por exemplo, que conseguiu estudar, pois se esperava que trabalhasse para ajudar no sustento da casa – a influência de alguns professores foi fundamental para que ele não desistisse dos estudos. Formou-se em Filosofia na Universidade da Argélia, mas, afora sua tese sobre Plotino e Santo Agostinho, não seguiu a produção técnica na área. Tais trabalhos, no entanto, deixariam também reflexos em sua produção posterior, pois, a despeito de ser ateu, paradoxalmente conciliou a ideia da ausência de Deus com o desejo de significado e de salvação, oximoro que definiu seu conceito de "absurdo", a primeira das suas grandes contribuições ao debate filosófico.

Sua carreira nas Letras teve início ainda na Argélia, com a publicação de *Avesso e direito* e *Bodas de Tipasa*, enveredando para o Jornalismo após mudar-se para a França, aos 25 anos. Lá, sob a ocupação alemã durante a Segunda Guerra Mundial, associou-se ao grupo de resistência Combat, que editava um jornal clandestino homônimo e com o qual começou a colaborar. Militou no jornalismo político até 1947, mas abandonou o jornal *Combat* quando este se tornou comercial.

Cinco anos antes, em 1942, Camus publicara *O mito de Sísifo*, no qual estruturara o conceito de absurdo, dada nossa busca por significado em um mundo que não pode oferecê-lo, e também um de seus principais romances, *O estrangeiro*, retratando na ficção a existência do homem diante do absurdo.

Seus esforços por fazer da literatura um instrumento de investigação filosófica valeram-lhe o Prêmio Nobel de Literatura de 1957, justificado, segundo a academia sueca, "por sua importante produção literária, que com visão clara e honesta ilumina os problemas da consciência humana em nosso tempo", verdade que permanece irretocável até hoje em sua obra.

POR QUE LER?

Quando Albert Camus, em 1957, foi agraciado com o Prêmio Nobel de Literatura, Jean-Paul Sartre, que já era mundialmente famoso como filósofo e teatrólogo, deve ter sofrido uma formidável dor de cotovelo, uma vez que ambos eram amigos e da mesma geração de intelectuais, embora Camus fosse oito anos mais jovem.

Isso talvez possa explicar por que ambos se desentenderam pouco tempo depois, a pretexto de divergências ideológicas, e por que Sartre, em 1964, também agraciado com o Nobel, recusou o prêmio, alegando motivos também ideológicos.

Fofocas à parte, deve-se reconhecer que, embora Sartre tenha sido amplamente bafejado pela mídia, foi Camus, em sua curta existência de 57 anos (morreu em um acidente em 1960), quem produziu as obras literárias mais impactantes e expressivas do pensamento existencialista, destacando-se *A peste*, *O mito de Sísifo* e *O estrangeiro*.

A abertura de *O estrangeiro* é chocante: "Hoje a mãe morreu. Ou talvez ontem, não sei bem. Recebi um telegrama do asilo: *Sua mãe falecida. Enterro amanhã. Sentidos pêsames.* Isto não quer dizer nada. Talvez tenha sido ontem".

Como um boxeador, Camus bombardeia o leitor com golpes sucessivos e contundentes, impelindo à reflexão, sem intervalos ou concessões.

O estrangeiro é uma obra singular, não apenas pelo conteúdo mas também pelo estilo e pela construção da narrativa. Alguns críticos tentaram compará--la com *O som e a fúria*, de Faulkner; porém, este reflete o fluxo de pensamento dos personagens em sucessivas associações; o livro de Camus, ao contrário, é um antifluxo: as situações e os pensamentos são registrados pelo personagem como fenômenos contíguos e fragmentários.

Existe uma continuidade aparente, sem haver, contudo, uma relação significativa entre os acontecimentos, descritos com frieza fotográfica, como fotogramas sequenciais, inertes e absurdos.

Mersault, personagem e narrador da história, é funcionário burocrático de um escritório na Argélia. No dia seguinte ao sepultamento da mãe, em que não demonstrara quaisquer sentimentos, sendo um fim de semana, ele se diverte em uma praia, na companhia de Maria, que fora datilógrafa naquele escritório.

Mais tarde, no edifício onde mora, presencia a briga de um vizinho, Raimundo Sintès, que espanca a amante por suspeitar de sua infidelidade. A mulher é salva pela intervenção da polícia, e Raimundo concebe um plano para atraí-la de volta e castigá-la mais duramente; para isso, pede ajuda a Mersault para escrever a ela uma carta, desculpando-se e implorando por seu retorno.

Sem qualquer reflexão, Mersault escreve a carta, mas fica sabendo, depois, que a amante de Raimundo era irmã de um árabe que, juntamente com dois outros, vivia nas imediações, e, de certo, haveria represálias.

Depois, Mersault e Raimundo cruzam com os árabes na praia, porém, estes, intimidados, prudentemente se afastam.

Mais tarde, Mersault resolve voltar a caminhar pela praia e, a pretexto de proteger-se, pede a Raimundo que lhe empreste um revólver. Na caminhada, sob um sol escaldante, encontra-se com os árabes e, vendo que um deles exibia uma navalha, dispara várias vezes, antes de qualquer reação da vítima.

A segunda parte do livro se desenvolve com Mersault na prisão, indiciado por homicídio. Enquanto aguarda o julgamento, segue-se um elenco de ideias fragmentárias, sem qualquer emoção ou sentimento de culpa nem qualquer reflexão sobre a magnitude de seus atos e suas consequências.

Mersault discorre sobre si mesmo e os acontecimentos como se fosse um observador externo, neutro, sem qualquer participação neles. Incapaz de prover significados ao que se passa, sente-se como um estranho, vivendo uma situação absurda. Não capta sequer a pertinência das questões que lhe coloca seu advogado de defesa.

O processo e o julgamento se desenrolam pateticamente: Mersault não denota qualquer sinal de arrependimento e não tem justificativa para seu crime, que atribui às circunstâncias de extremo calor e à luz do sol inclemente.

No libelo de acusação, o promotor invoca também sua frieza com relação à morte da mãe. O personagem, contudo, não consegue perceber o ponto de vista dos que o interrogam, estranhando suas perguntas e julgando-se incompreendido: responde laconicamente, pensa e age como se não fizesse parte da história, como se fosse um mero observador.

Situa-se apenas em um presente fragmentário, sem conexão com passado ou futuro, como um extraterrestre ou um objeto inerte ao sabor das circunstâncias e do ambiente – um estrangeiro, enfim.

Essa falta de conexões significativas, em que presente, passado e futuro não se articulam e o indivíduo sente-se apenas um espectador dos acontecimentos, compromete, no seu limite, até mesmo a consciência de identidade.

Numerosos psicopatologistas já descreveram esse quadro em pacientes com lesões frontais e naqueles submetidos a leucotomia pré-frontal, nos anos de 1930 e 1940. Kurt Schneider os coloca entre os psicopatas insensíveis e abúlicos.

Entretanto, além de toda psicopatologia possível, tais personagens fazem parte da história humana, desde Caim, que pergunta: "Sou porventura eu o guarda do meu irmão?", até os dias de hoje, quando filhos e pais se matam entre si, sem motivos ou por motivos irrelevantes, com surpreendente frieza.

A vida sem memória, a esterilidade afetiva, a falta de compromisso com a história e com o semelhante compõem um quadro pungente do absurdo da existência, magistralmente retratado por Albert Camus.

10
CASA TOMADA
de JULIO CORTÁZAR

Géder Grohs

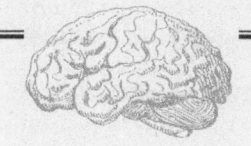

[...] En suma, desde pequeño, mi relación con las palabras, con la escritura, no se diferencia de mi relación con el mundo en general. Yo parezco haber nacido para no aceptar las cosas tal como me son dadas.*

    Julio Florencio Cortázar nasceu em 1914, em uma Bruxelas ocupada. Em seguida, a família fugiu para a Suíça e a Espanha e, quando ele tinha 4 anos, foram para Buenos Aires. Dois anos depois, o pai abandonou a família, deixando-a em situação econômica bastante precária. Quando criança, Cortázar era tímido, asmático e enfermiço.
    Entusiasta da literatura, do *jazz*, do boxe e das obras de Freud, Cortázar iniciou a faculdade de Letras. Aos 24 anos, por problemas financeiros, viu-se obrigado a deixar o curso e passou a viver e dar aulas nas cercanias de Buenos Aires.
    Aos 31 anos (1945), começou a dar aulas de literatura francesa em uma Universidade de Mendonça (AR). Um ano depois, Perón assumiu o poder, e Cortázar se viu obrigado a renunciar o cargo, já que havia participado de

---

* Em suma, desde pequeno minha relação com as palavras, com a escrita, não se diferenciava da minha relação com o mundo em geral. Eu pareço ter nascido para não aceitar as coisas como me são dadas.

manifestações antiperonismo. Retornou a Buenos Aires para trabalhar na Câmara Argentina do Livro e como tradutor de francês. Um ano depois, publicou o conto *Casa tomada*, na revista *Los Anales de Buenos Aires*, dirigida por Jorge Luis Borges.

Aos 34 anos (1951), recebeu uma bolsa do governo francês para trabalhar como tradutor da Organização das Nações Unidas para a Educação, a Ciência e a Cultura (Unesco), mudando-se para Paris. Dois anos depois, casou e mudou-se para Roma.

No início dos anos de 1960, em plena "crise dos mísseis" da guerra fria, visitou Cuba. Foi em Cuba que, aos 53 anos, conheceu sua segunda companheira. Ao longo dos anos de 1960 e 1970, Cortázar engajou-se politicamente nos movimentos de oposição às ditaduras de direita, na América Latina.

Em algumas ocasiões, Cortázar doou seus direitos autorais, como, por exemplo, os do *Libro de Manuel*, para ajudar presos políticos de vários países, inclusive da Argentina. Ainda, solidarizou-se com Salvador Allende, publicou um artigo na revista *LIFE*, atacando o capitalismo e os Estados Unidos, e acompanhou a revolução sandinista na Nicarágua. Ao lado de outros escritores, como Mario Vargas Llosa, Simone de Beauvoir, Jean-Paul Sartre, opôs-se à prisão do escritor Heberto Padilla, poeta cubano perseguido por Fidel.

Aos 65 anos (1979), casou-se com sua terceira e última companheira. Dois anos depois, o governo socialista de Mitterrand concedeu-lhe a nacionalidade francesa. Foi nessa mesma época que o diagnosticaram com leucemia.

Em 1982, faleceu sua terceira esposa, fato que o levou a uma depressão profunda. No ano do término da última ditadura militar argentina (1976-1983), Cortázar visitou sua pátria e, em 1984, então com 69 anos, faleceu, em Paris, em consequência da leucemia, sendo sepultado no cemitério de Montparnasse.

POR QUE LER?

O fantástico surge na literatura como um fenômeno tipicamente latino-americano. As definições acerca do que vem a ser o "fantástico" são múltiplas e estão longe de um consenso. Entretanto, algumas características desse gênero literário aparecem com alguma frequência. Entre elas, cabe destacar uma ruptura com a integridade do mundo real, das relações de causa-efeito e na sequência tempo-espaço, o que resulta em uma irracionalidade insólita e incerta. Além disso, há o traço frequente de uma rebelião, da descrença nos milagres e do ceticismo decorrente do avanço das ciências e da razão.

Em alguns casos, o fantástico está relacionado a eventos, fatos ou sentimentos que outrora nos foram familiares, mas que deixaram de sê-lo; a estranheza provocada por um passado reprimido, que agora nos ronda de forma espectral apenas, mas que pode irromper a qualquer momento, gerando medos e angústias.

Casa tomada é um conto bastante curto e denso. Inicia descrevendo a rotina de um casal de irmãos já maduros, que vive em uma espaçosa casa herdada de seus bisavós, na rua Rodríguez Peña, em Buenos Aires. A arquitetura da casa é aí descrita minuciosamente, bem como os pacatos hábitos e a rotina sem sobressaltos do casal de irmãos quarentões.

O discurso em primeira pessoa, o endereço da casa, os detalhes de seu interior e a descrição do jeito de ser dos personagens criam uma atmosfera de verossimilhança no início da narrativa. Todavia, a partir da metade do conto, o fantástico se impõe: os irmãos estão em casa, quando escutam fortes ruídos, os quais lhes dão a certeza de que a casa está sendo invadida. Invadida por algo desconhecido e que segue inominado até o fim do conto. Esse algo toma parte da casa, e os irmãos se sentem obrigados a recuar. Trancam portas e passam a viver apenas no restante da moradia.

Curiosamente, apesar do pânico gerado, os irmãos não só não ofereceram resistência à invasão como logo se resignam e retomam sua pacata rotina. Em pouco tempo, já acomodados à nova situação, tarde da noite, ouvem novamente os ruídos, que agora avançavam cada vez mais fortes. Apavorados, os irmãos, mais uma vez, não oferecem qualquer resistência e vão para a rua, deixando para trás dinheiro, roupas e todos os seus pertences.

Utilizar-se do conto como se ele fosse a vinheta de um caso clínico é uma transgressão: primeiramente pelo fato de que o escritor, ao criar, não tem nenhum compromisso com as alterações do funcionamento mental que vemos na clínica. Todavia, feita essa ressalva, pensemos no conto sob o enfoque psicossocial do autor. Uma das primeiras perguntas que poderíamos fazer acerca do conto seria algo semelhante ao que um entrevistador fez a Cortázar aos 48 minutos de uma longa entrevista. Perguntou se ele, Cortázar, concordava com a interpretação dada por diversos leitores que viram nesse conto uma forte alusão ao crescimento do peronismo na Argentina. Em sua resposta, Cortázar diz que compreendia que tal relação pudesse ter sido feita, mas que, para ele, tal conclusão havia sido uma surpresa, pois o conto foi a transcrição quase literal de um pesadelo que o havia despertado certa noite. Um pesadelo em que ele, Cortázar, estava em uma casa e que, sem saber como nem por que, era progressivamente acuado por algo atemorizante (não lhe ficava claro o que seria), que o fazia fugir de peça em peça, até despertar angustiado, pouco antes de ser obrigado a sair à rua. Contou, ainda, que, uma vez acordado, não conseguiu voltar a dormir naquela madrugada e sentou-se a escrever o conto, de uma só vez. Informou que apenas acrescentara um preâmbulo e colocara dois personagens no lugar de um apenas.

Entretanto, logo após relatar esses fatos, Cortázar fez a ressalva de que, apesar de não haver tido a intenção de aludir a um determinado fato em particular, isso não excluía a ideia de que seu inconsciente pudesse ter-se manifestado por meio de alguma dissimulada simbologia. Nesse momento da entrevista, Cortázar discorre um pouco sobre as repressões, as condensações, os deslocamentos e os simbolismos presentes nos sonhos, dando-nos a impressão de uma familiaridade com o tema, semelhante ao que costumamos ver em pessoas que passaram por algum processo psicanalítico ou que leram sobre o assunto.

O conto é narrado na primeira pessoa: a do personagem masculino. Seguindo-se à busca por significantes para o enredo e os símbolos do conto, poderíamos imaginar que relações poderiam existir entre autor e personagem, e entre biografia e enredo.

Cabe lembrar que Cortázar foi abandonado pelo pai aos 6 anos de idade, ou seja, sob a ótica da psicanálise, em plena vivência de seu complexo de Édipo. Tornar-se o único homem em casa poderia ter-lhe confirmado as fantasias de haver, então, triunfado em ocupar o lugar do pai e, assim, acercar-se do incesto. Historicamente, para que a civilização se constituísse, a proibição do incesto teve de ser diretamente proporcional ao desejo por cometê-lo. A angústia gerada pelo controle da díade desejo-proibição pode derivar em sintomas neuróticos de caráter obsessivo. Se tal mecanismo de defesa se torna insuficiente, é possível que o indivíduo tenha de recorrer a mecanismos relacionados a uma fase mais primitiva do desenvolvimento psicossexual, como, por exemplo, ao *modus operandi* de um período do desenvolvimento em que ainda não lográvamos integrar os objetos e a realidade, a fase esquizoparanoide.

Em relação às convicções políticas do autor, o protagonista do conto refere--se aos possíveis herdeiros da casa como: "preguiçosos e toscos primos ficariam com a casa e a mandariam derrubar para enriquecer com o terreno e os tijolos". Seria tal referência o reflexo da crítica do autor ao capitalismo? Ou o conto denotaria alguma ambivalência quanto ao assunto, já que ambos os personagens não trabalhavam e viviam em uma casa que comportaria, com folga, quatro vezes mais gente? Ainda explorando possíveis relações das preocupações sociopolíticas do autor com o enredo do conto, deixar a casa ser ocupada sem oferecer resistência e acomodar-se à situação representaria uma crítica à passividade e à falta de reflexão de seus compatriotas ante as mudanças políticas em seu país e no mundo?

Se enfocarmos a análise do conto não mais sob o ponto de vista das motivações políticas ou inconscientes do autor, e sim estritamente pela conduta dos personagens, podemos ter, ainda, uma leitura clínico-psiquiátrica da obra. No fim do livro, diversos leitores experimentam uma sensação de estranheza diante do fato de serem o protagonista e sua irmã jogados à rua, sem que nenhum dos dois avente qualquer hipótese alternativa para os ruídos. O protagonista toma os ruídos com a certeza absoluta de se tratar de uma invasão, de uma tomada de território, e arrasta sua irmã, que não o questiona.

O psiquiatra e filósofo Karl Jaspers definiu delírio como uma convicção subjetiva que é incompreensível para os demais membros de sua cultura; convicção que se engendra e se torna absoluta, inabalável e impenetrável, ou seja, que não está sujeita a correções por meio da experiência ou da argumentação lógica e que produz um falso juízo de realidade. Assim, seguindo-se uma aproximação psicopatológica acerca do que ocorreu com os personagens, poderíamos pensar ter havido uma amplificação dos ruídos que normalmente existem em uma velha casa, uma ilusão, ou mesmo uma verdadeira alucinação auditiva, isto é, uma alteração sensoperceptiva na qual o som é percebido como vindo do exterior, embora ele não exista de fato.

Seguindo-se na hipotética avaliação psiquiátrica de nosso personagem central, teríamos, então: um senhor de 40 e poucos anos, metódico, retraído nos contatos sociais e afetivos e dado à leitura, o qual, em um determinado momento, sem um fator desencadeante aparente, passa a apresentar ilusões intensas (ou, mais provavelmente, alucinações) e uma crença delirante de que sua casa está sendo invadida. Nesse contexto, poderíamos pensar em duas hipóteses de diagnóstico para explicar o que se haveria passado com nosso protagonista: 1ª) ele teria como diagnóstico de base um transtorno da personalidade esquizoide e, sobre essa personalidade, haveria apresentado um transtorno psicótico agudo; 2ª) um quadro talvez um pouco mais grave em termos de psicopatologia, o protagonista apresentaria um transtorno esquizotípico e talvez tivesse passado (como pode ocorrer) por um período psicótico transitório.

Outra questão interessante no campo da psicopatologia é a representada pela personagem Irene: "nascida para não incomodar ninguém"; que "dispensou dois pretendentes sem motivos maiores"; que "passava o resto do dia tricotando no sofá do seu quarto"; que não saía de casa nem para comprar a lã; que, das coisas a que perdeu acesso depois da casa parcialmente tomada, do que sentia falta era um frasco de remédio utilizado para má circulação. Corresponderia essa descrição à visão machista do autor/protagonista acerca da estereotipada mulher pré-Women's Lib ou padeceria a personagem de uma distimia ou de um transtorno agorafóbico? Ou, o que é mais provável, uma personalidade dependente que embarcou em uma psicose induzida, uma *folie à deux*?

Existiriam ainda inúmeras outras perguntas e reflexões acerca desse conto, de seus simbolismos e de sua psicopatologia, mas, para concluir, cabe ressaltar que ele nos parece terminar de forma curiosa e (infelizmente) familiar. Nas duas últimas linhas, lemos: "saímos assim à rua. Antes de partir senti pena, fechei bem a porta da entrada e joguei a chave no ralo da calçada. Não fosse algum pobre diabo ter a ideia de roubar e entrar na casa, a essa hora e com a casa tomada". Mesmo tornando-se um "sem-teto", o protagonista não cogita que o ocorrido pudesse ser fruto de sua "imaginação" ou de uma doença mental. De forma semelhante, quantos entre os andarilhos de nossas cidades não tiveram sua casa tomada pela doença mental? E o que é pior: a nós é possível entender que um delírio prejudique a racionalidade de um enfermo e dificulte-lhe a visão da realidade, mas o que dizer da racionalidade de nosso sistema de saúde, que "joga no bueiro" a chave da casa de muitos doentes mentais, impondo que passem a viver nos cárceres ou nas ruas, sem que encontrem seu caminho "de volta para casa" por falta de assistência médica e social?

11
PORCARIAS
DE MARIE DARRIEUSSECQ

Adriana Trejger Kachani
Táki Athanássios Cordás

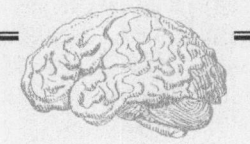

Marie Darrieussecq nasceu em 1969, em Bayonne, no País Basco francês. Foi professora de Literatura Moderna na Universidade de Lille. Dedicou seu doutorado ao tema da autobiografia contemporânea, tendo como enfoque a obra de Georges Perec. Hoje, vive em Paris. Abandonou as atividades acadêmicas após a grande repercussão de seu livro de estreia, *Porcarias*, publicado em 1996, que a tornou revelação literária internacional. Foram vendidos mais de 200 mil exemplares na França, e o livro foi traduzido para mais de 20 línguas, em 29 países.

O que se pode dizer acerca do trabalho de Darrieussecq é que, além de seus personagens principais serem sempre mulheres, a autora trata de temas recorrentes, como o questionamento da identidade e do pertencimento a diferentes aspectos da sociedade. Seu depoimento deixa clara sua posição: "para mim, escrever é sair da pele de alguém e ir atrás de outro alguém". Talvez ela esteja procurando o "seu eu" por meio de seus personagens.

Sempre preocupada em focar temas que explorem as fronteiras emocionais, a autora tem especial predileção por questões como a relação mãe e filha, além das questões corporais, como se pode ver no livro aqui abordado.

POR QUE LER?

O livro é uma fábula aterradora que remete a obras como *A metamorfose*, de Kafka, além das de outros escritores que também utilizaram o tema da transformação dos personagens em animais como alegoria das relações humanas. *Porcarias* é o relato da vida de uma mulher que trabalha em uma casa de massagens – dublê de perfumaria – e que, à medida que se prostitui, vai se transformando em uma porca. Sob essa trama insólita, insinua-se a sátira de uma sociedade obcecada, aferrrada a uma exigência fascista pelo culto ao corpo como objeto sexual e pelas aparências.

A narrativa se dá na primeira pessoa, com a personagem principal mostrando-se dissociada do que a cerca – prostitui-se de modo indiferente e sem prazer, seus relacionamentos amorosos são glaciais, de formar a parecer, muitas vezes, psicótica no delírio da transformação do seu corpo. Envolve-se com políticos, assassinos, entre outros.

Assim, descreve, inocentemente, ou melhor, de modo completamente isento de afeto, o fato de sentir-se engordando pouco a pouco, percebendo sua pele mudar de textura e de cor, tornando-se rosa. Seus seios aumentam de volume gradativamente, e ela passa de um sutiã 42 a um 44 e, depois, 48. Começa a chamar os seios, após sua multiplicação, de "tetas". Engorda seis quilos apenas no primeiro mês de sua metamorfose, e seu quadril adquire contornos cada vez mais arredondados. Seu novo corpo desperta desejos obscuros em seus clientes, que, agora, desejam apenas seu traseiro. Ironicamente, é convidada por um deles para servir de garota-propaganda de um político cujo lema é: "por um mundo mais saudável". Quando seu nariz se transforma em focinho, a pele no que chama "banhas", assume uma cor rosa e cinzenta e passa a caminhar sobre quatro patas, a fábula se estabelece totalmente. A distorção da imagem corporal em sua completa versão suíno-surrealista domina o livro a partir de então. O fato de a personagem ver-se como uma porca, metáfora de excesso de peso na sociedade ocidental, tem sua origem no mito de Circe, da mitologia grega. Aliás, não se deve esquecer de que os termos "porco" e "porca", além de designarem pejorativamente a obesidade, também indicam, não por acaso, alguém sujo, imundo e desprovido de limpeza.

As grandes ingestões alimentares e a pica – ingestão persistente de substâncias não nutritivas ou ingestão não habitual de determinadas substâncias – são recorrentes no texto. A personagem, em sua quase indiferença ante a situação, aceita-se como um animal. Os demais, que, sem demonstrar qualquer surpresa, também a percebem assim, convivem com ela nessa condição. A mãe, cheia de ódio, responsabiliza-a por seu destino insólito.

Mais do que a busca de um diagnóstico do corpo e da alimentação, *Porcarias* aciona uma metralhadora giratória contra os nossos conceitos e preconceitos.

12
CRIME E CASTIGO
DE FIODOR MIKHAILOVICH DOSTOIEVSKI

Alicia Weisz Cobelo
Táki Athanássios Cordás

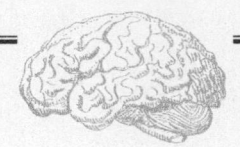

Fiodor Mikhailovich Dostoievski nasceu em Moscou, em 30 de outubro de 1821, e faleceu em São Petersburgo, em 9 de novembro de 1881. Sua mãe morreu quando ele era ainda muito jovem, e seu pai, o médico Mikhail Dostoievski, foi assassinado pelos colonos de sua propriedade rural em Daravoi, que o julgavam autoritário. Esse fato exerceu enorme influência sobre o futuro do jovem Dostoievski e motivou o polêmico artigo de Freud: *Dostoievski e o parricídio*. Em São Petersburgo, Dostoievski estudou Engenharia em uma escola militar e entregou-se à leitura dos grandes escritores de sua época. Epilético, teve sua primeira crise depois de saber que seu pai fora assassinado.

Sua primeira produção literária, aos 23 anos, foi uma tradução de Balzac (*Eugénie Grandet*).

Em 1849, foi preso por participar de reuniões subversivas na casa de um revolucionário e condenado à morte. No último momento, teve a pena comutada por Nicolau I. Passou nove anos na Sibéria, quatro no presídio de Omsk e mais cinco como soldado raso. Descreveu a terrível experiência no livro *Recordações da casa dos mortos* e em *Memórias do subsolo*. Suas crises recorrentes de epilepsia, que atribuía a "uma experiência com Deus", tiveram papel importante em suas crenças. Inspirado pelo cristianismo evangélico, passou a pregar a solidariedade como principal valor da cultura eslava. Em 1857, casou-se com Maria Dmitrievna Issaiev, uma viúva difícil e caprichosa. Dois anos depois, retornou a Petersburgo e, em 1862, conheceu Polina Suslova, com quem iria viver seu romance mais profundo. Em 1864, viúvo de Maria, terminou seu caso com Polina e, em 1867, casou-se com Anna Snitkina. Entre suas obras, destacam-se: *Crime e castigo*, *O idiota*, *O jogador*, *Os demônios*, *O eterno marido* e *Os irmãos Karamazov*. Publicou também contos e novelas.

Seu reconhecimento definitivo como escritor universal surgiu somente depois dos anos de 1860, com a publicação dos grandes romances: *O idiota* e *Crime e castigo*. Seu último romance, *Os irmãos Karamazov*, é considerado por Freud como o maior romance já escrito.

POR QUE LER?

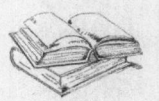

Crime e castigo, publicada em 1866, é uma das novelas marcadamente psicológicas de Dostoievski. Nela são narrados o roubo e o assassinato de Alena Ivanovna, uma velha usurária. O autor dos crimes é Raskolnikov, um jovem estudante de Direito com problemas financeiros que poderiam impedi-lo de continuar seus estudos.

Raskolnikov, com um machado, mata a velha Alena Ivanovna, a quem ele empenhava alguns objetos para obter dinheiro para sua sobrevivência; mata também a irmã desta, Isabel Ivanovna, por estar no lugar errado na hora errada. Rouba-lhes todas as joias, mas, arrependido, não usufrui esse ganho, escondendo-as em um buraco no pátio perto do edifício. Ele acreditava ter tudo controlado; porém, os dias passam, e o jovem criminoso começa a ter pesadelos, delírios de persecução... Sua consciência não o deixa em paz. A polícia o chama para esclarecer algumas dúvidas sobre o crime da velha Alena e, quando isso é mencionado, ele desmaia. Sua saúde fica abalada, não consegue dormir, insone, passa a se comportar de forma estranha... Pareceria estar, de modo não declarado, denunciando seu crime; assume uma atitude suspeitosa, acreditando que todo mundo suspeita dele.

Perseguido por um "dedo acusador", Raskolnikov vive abandonado, confuso, invadido pela angústia; seu amigo Rasumikim tenta oferecer-lhe algum conforto espiritual, tenta até trocar sua roupa suja, rasgada, por roupa nova. Nesses momentos difíceis que ele atravessa, Sonia Marmeladora, filha de um funcionário público, visita-o sempre, porque ela o ama. Juntos, leem a Bíblia, e, quando Raskolnikov lhe confessa ser ele o assassino da velha usurária, ela, apesar de tremendamente impressionada, diz que nunca o deixará e que ficará sempre a seu lado.

Por fim, o jovem decide entregar-se às autoridades e confessa sua culpa. Um mês depois, devido à confissão, ao arrependimento e à falta de antecedentes criminais, sua pena é reduzida, e ele é condenado a oito anos de trabalhos forçados na Sibéria.

Por meio da descrição de uma conduta criminal e do sentimento de culpa, Dostoievski discursa sobre o universal e atemporal problema ético: o fim justifica os meios? Representando com Raskolnikov a eterna luta entre o bem e o mal, o bom e o ruim, o moral e o imoral, fez dessa sua obra um dos grandes clássicos da literatura universal.

É em *Crime e castigo* que Dostoievski nos mostra o homem angustiado, perturbado mentalmente, reflexo talvez de um mundo externo vivido como algo insensato. A obra está entre as mais importantes da literatura mundial por ser um verdadeiro ensaio psicológico das personagens e, por isso, atraiu com sua escrita grandes pensadores, que têm estudado o autor e a complexidade de suas personagens. É o caso S. Freud, que, em seu artigo *Dostoievski e o parricídio*, apresenta Dostoievski como um homem multifacetado, distinguindo na rica personalidade do autor quatro aspectos: o artista criador, o moralista, o pecador e o neurótico.

Freud assinala: "O parricida é, com efeito, outro irmão, ao qual Dostoievski atribui singularmente sua própria enfermidade, a pretensa epilepsia, como se quisesse confessar que o neurótico e o epiléptico que nele havia era um parricida".

É, sem dúvida, em sua escrita que aparecem as contradições, os desencontros, as perturbações, que trazem à tona a consciência, de modo facilmente reconhecível, e manifestam a complexidade do mundo interno do homem.

História singular, capaz de produzir sentimentos diversos e intensos, *Crime e castigo* é reconhecidamente uma das obras mais importantes da literatura ocidental. Com flagrantes traços autobiográficos, o romance é um verdadeiro ensaio psicológico das personagens: Raskolnikov, um homem solidário e justo, enfrenta a batalha entre o certo e o errado, na qual o crime se enlaça à iminência do castigo e em que a tentativa de justificá-lo mostra a ideia de absolvição. A reflexão sobre o que leva alguém a cometer um crime faz parte de uma trama que poderia ser confundida, à primeira vista, com a de um romance policial. Porém, o que existe ali é, na verdade, uma envolvente narrativa dos dramas humanos.

13
MEMÓRIAS DE MINHAS PUTAS TRISTES
de GABRIEL GARCÍA MÁRQUEZ

Sergio Luís Blay
Táki Athanássios Cordás

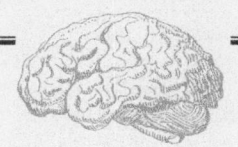

O colombiano Gabriel García Márquez, chamado carinhosamente de Gabo, ganhador do Prêmio Nobel de Literatura em 1982 e um dos mais importantes autores literários vivos, nasceu em março de 1928 em Arataca, no norte do país.

Jovem, pobre e sem promessas de futuro, Gabo afirma que sua vida começa a mudar após a forte impressão que a leitura de *A metamorfose*, de Kafka, lhe causou, levando-o a passar a ler vorazmente e a escrever seus primeiros contos, tendo sua primeira publicação aparecido em 1946. A partir de então, e durante os anos de 1950, Faulkner e sua mítica *Yoknapatawpha* e *Édipo Rei* e *Antígona*, de Sófocles, foram suas primeiras influências para desenhar a onírica cidade de Macondo ("bananas" na língua Bantu), naquele que viria a ser seu livro mais famoso, *Cem anos de solidão*, de 1967. *Cem anos de solidão* tornou-se um marco na literatura latino-americana, iniciando um estilo literário conhecido como realismo fantástico, ou mágico.

Em 2012, seu irmão declarou à imprensa internacional que Gabo recebera o diagnóstico de um quadro demencial e já apresentava importante comprometimento de sua memória, condição que o impedia de voltar a escrever.

O autor é um grande exemplo de intelectual engajado. Marxista e grande apoiador de Cuba, é amigo de Fidel Castro.

Entre seus grandes livros, encontram-se *Crônica de uma morte anunciada*, de 1981, *Amor nos tempos do cólera*, de 1985, *Doze contos peregrinos*, de 1992, e *Do amor e outros demônios*, de 1994. O livro aqui analisado, *Memórias de minhas putas tristes*, deixa claro logo no início o tributo ao livro *A casa das belas adormecidas,* de Yasunari Kawabata, colocando em epígrafe o início do livro do grande escritor japonês, também agraciado com o Nobel de Literatura, anos antes, em 1968.

POR QUE LER?

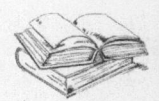

Nada como um escritor superlativo para nos levar a outras dimensões do conhecimento ou da reflexão sobre a natureza humana.

Memória de minhas putas tristes é um livro capaz de tal feito.

O narrador dessa história é um jornalista atuante às vésperas de completar 90 anos. Um homem solitário, solteiro, cheio de manias, telegrafista aposentado, escritor eventual de críticas musicais e cronista semanal do jornal em que trabalha há décadas.

Seus vínculos pessoais são mínimos. O amor, uma experiência rara ou inexistente. Seu relacionamento mais longo deu-se com uma empregada doméstica, que continua limpando sua casa mesmo com graves prejuízos da saúde física. O homem vive só. Seus vínculos ocasionais são vividos por meio do sexo com prostitutas.

Professor de alunos inviáveis, tornou-se um homem limitado, rústico e embrutecido.

O livro começa assim:

> No ano de meus noventa anos quis me dar de presente uma noite de amor louco com uma adolescente virgem. Lembrei de Rosa Cabarcas, a dona de uma casa clandestina que costumava avisar aos seus bons clientes quando tinha alguma novidade disponível. Nunca sucumbi a essa nem a nenhuma de suas muitas tentações obscenas, mas ela não acreditava na pureza de meus princípios. Também a moral é uma questão de tempo, dizia com sorriso maligno, você vai ver.

A leitura do livro mostra que esse velho jornalista se apaixona pela primeira vez aos 90 anos e descobre a vida novamente. A jovem virgem de 14 anos, por quem se apaixona, é uma garota pobre que trabalha em uma fábrica como costureira e, além disso, cuida de seus irmãos. O senhor não sabe e não quer saber seu verdadeiro nome. Basta um apelido colocado por ele mesmo:

Delgadina, em função de seu corpo adolescente, miúdo, ainda em formação. Passava as noites com ela. Não mantinha relações sexuais. Contentava-se em observá-la dormindo. Sentia-se inundado de amor. Um amor pudico. Aos 90 anos.

Após uma separação forçada do seu amor, ao terminar o texto, no último parágrafo, o autor descreve de forma magistral a experiência do ancião ao poder reencontrar e manter seu vínculo amoroso com a jovem Delgadina. O amor como experiência vital que só a morte pode usurpar. Tônico da vida. Verdadeiro *eros*: "era enfim a vida real, com meu coração a salvo, e condenado a morrer de bom amor na agonia feliz de qualquer dia depois dos meus cem anos".

Esses pequenos fragmentos são, por si só, instigantes e podem estimular o interesse daqueles que desejam ler o livro. Contudo, dada a capacidade do autor em usar as palavras de maneira precisa, econômica e cheia de significado, o texto descreve de maneira tocante experiências humanas que podem ser inspiradoras. Além disso, são inúmeros os ângulos que podem ser examinados pelos leitores e críticos. Nada mais natural de se esperar quando estamos diante de um autor inspirado.

Este capítulo não pode se furtar a discutir certos elementos que podem ser úteis ao profissional da saúde mental. O livro é recheado de descrições iluminadas sobre certas experiências humanas. É inútil tentar abarcar todas as vertentes. Entre elas, destacam-se o envelhecimento, o vínculo afetivo, a personalidade e o *insight*, o amor, a raiva, a cólera, o desejo, entre tantas outras. Não vamos, e nem pretendemos, fazer anotações exaustivas sobre esses assuntos, mas alguns recortes parecem esclarecedores, tais como foram descritos por Gabriel García Márquez. Para tanto, tomamos a liberdade de nos apropriar das palavras do próprio autor, com o qual, confessamos, ficamos indisfarçadamente entusiasmados. Sua habilidade em descrever de forma clara e precisa as experiências do personagem é insubstituível.

A descrição da velhice aparece como uma percepção aguda não só da experiência vivida, da angústia da morte, mas também da subjetividade da experiência cronológica.

> Desde então comecei a medir a vida não pelos anos, mas pelas décadas. A dos cinquenta havia sido decisiva porque tomei consciência de que quase todo mundo era mais moço que eu. A dos sessenta foi a mais intensa pela suspeita de que já não me sobrava tempo para me enganar. A dos setenta foi temível por certa possibilidade de que fosse a última.

As memórias registradas do ancião mencionam que nunca se deitara com mulher alguma sem pagar, "sempre fugindo do amor". É, portanto, surpreendente que ele venha a descobrir finalmente, em uma das passagens mais bonitas do livro, que "o sexo é o consolo que a gente tem quando o amor não nos alcança".

Em outra passagem que merece destaque, o narrador, com medo de conhecer quem as pessoas realmente são, acaba por criar um novo nome para sua amada, de apenas 14 anos. Ele a chama de Delgadina, por conta do seu corpo ainda pouco formado. Ele a presenteia e se doa por inteiro para a menina, porém é incapaz de olhá-la de frente, de ao menos acordá-la em suas várias noites com ela.

Trata-se de uma magnífica descrição sobre a percepção de que os comportamentos do personagem, como meticulosidade, precisão, disciplina, ordem, se organizam como uma falsa estrutura de personalidade que busca organizar seu tumulto interior. Um belo exemplo não só de organização reativa da personalidade, como também de *insight*.

Assim fica no texto:

> Descobri que minha obsessão por cada coisa em seu lugar, cada assunto em seu tempo, cada palavra em seu estilo, não era o prêmio merecido de uma mente em ordem, mas, pelo contrário, todo um sistema de simulação inventado por mim para ocultar a desordem de minha natureza. Descobri que não sou disciplinado por virtude, e sim como reação contra a minha negligência; que pareço generoso para encobrir minha mesquinhez, que me faço passar por prudente quando na verdade sou desconfiado e sempre penso o pior, que sou conciliador para não sucumbir às minhas cóleras reprimidas, que só sou pontual para que ninguém saiba como pouco me importa o tempo alheio.

Gabriel García Márquez coloca nas palavras do ancião a experiência inebriante do amor. Um sentimento de que até então somente tinha ouvido falar, sem conhecer seu significado, bem como as angústias, a crise de identidade, a experiência arrebatadora. Ele menciona:

> Me pergunto como pude sucumbir nesta vertigem perpétua que eu mesmo provocava e temia. Flutuava entre nuvens erráticas e falava sozinho diante do espelho com a vã ilusão de averiguar quem sou. Era tal meu desvario, que em uma manifestação estudantil com pedras e garrafas tive que buscar forças na fraque-

za para não me colocar na frente de todos com um letreiro que consagrasse minha verdade: *estou louco de amor*.

Em certa parte do texto, um crime acontece: um banqueiro famoso é misteriosamente assassinado no bordel, e o ancião, lá presente com a jovem Delgadina, ajuda a cafetina a vestir o morto. O bordel é fechado. A versão oficial é a de que o homem fora morto por membros de um partido político. Ele perde o contato com a cafetina e com a menina. Procura a menina pela cidade, sem encontrá-la. Desespera-se. Algum tempo depois, a cafetina ressurge e encontra a menina. Ele retorna ao bordel; porém, ao vê-la mudada, crescida, bem vestida e cheia de joias baratas, pensa que virara uma prostituta. Assusta-se com a ideia, quebra o quarto.

A descrição de sua explosão de raiva desencadeada pelo ciúme é primorosa, e a da cólera é de uma precisão cirúrgica:

> Cego de uma fúria insensata, fui arrebentando na parede cada coisa do quarto: as lâmpadas, o rádio, o ventilador, os espelhos, as jarras, os copos. Fiz tudo isso sem pressa, mas sem pausa, com um grande estropício e uma embriaguez metódica que me salvou a vida.

E continua, mais adiante, "[...] com a enlouquecedora lucidez da cólera tive a inspiração final de botar fogo na casa".

No decorrer da narração, o homem faz questionamentos sobre a vida, sobre a velhice e sobre a menina: o que ela faz quando está em casa e como seria acordada, pois ele só a conhecia dormindo. O senhor ainda se indaga se a reconheceria acordada. Essa resposta é obtida em uma noite, quando a menina sussurra algo pouco inteligível e faz o ancião rapidamente concluir que apenas a queria adormecida.

No texto, essa experiência é assim descrita:

> [...] e uma noite aconteceu como uma luz no céu: ela sorriu pela primeira vez. Mais tarde, sem nenhum motivo, se revolveu na cama, me deu as costas, e disse com desgosto: Foi Isabel quem fez os caracóis chorar. Exaltado pela ilusão de um diálogo, perguntei no mesmo tom: E de quem eram? Não respondeu. Sua voz tinha um rastro plebeu, como se não fosse dela e sim de alguém alheio que levasse dentro. Toda sombra de dúvida desapareceu então da minha alma: eu a preferia adormecida.

14
A ILUSÃO DA ALMA
de EDUARDO GIANNETTI

Daniel Martins de Barros

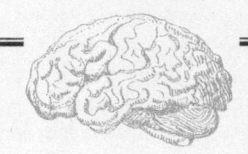

Eduardo Giannetti é economista e cientista social pela Universidade de São Paulo (USP), com doutorado em Cambridge, onde lecionou por duas vezes. Também foi professor na Faculdade de Economia, Administração e Ciências Contábeis da USP e atualmente é professor no Insper (antigo Ibmec SP).

Sua carreira de escritor, contudo, transcende bastante a economia e a sociologia acadêmicas, tendo publicado livros de grande sucesso sobre temas diversos, como *Auto-engano*, *Felicidade*, *O livro das citações*, além de dois laureados com o Prêmio Jabuti de melhor ensaio: *Vícios privados, benefícios públicos* e *As partes & o todo*. Essa sua face "leiga", no entanto, evidentemente não é desprovida de suas ideologias e orientações teóricas, sendo ele um dos representantes do pensamento crítico voltado mais à direita no Brasil. Temas como tempo, ética e valores são utilizados confortavelmente no contexto capitalista, explicando, e por vezes justificando, sua lógica. Afeito ao debate e à discussão, no entanto, Giannetti não fecha os olhos para as contradições de algumas de suas posições, como parece ser o caso do livro aqui analisado.

POR QUE LER?

A ilusão da alma, de Eduardo Giannetti da Fonseca, é um livro extremamente contemporâneo, ligado a seu tempo como seu autor, mas que aborda, de maneira ficcional à la *Mundo de Sofia*, uma questão que é tão importante quanto negligenciada não apenas pelos psiquiatras como pelos neurocientistas de maneira geral: o problema mente-cérebro.

O título do livro, *A ilusão da alma*: biografia de uma ideia fixa, revela já de saída não apenas o tema abordado como também a própria contradição com que terá de lidar o protagonista. A alma, chegará ele a esta conclusão, é uma ilusão; não existe nada parecido com uma mente a não ser como produto exclusivo da atividade cerebral. Essa crença será transformada em um verdadeiro dogma, assumindo o papel de ideia fixa; mas como pode haver uma ideia onde não há mente? Essa obsessão deveria, então, ser encarada apenas como uma configuração de seus neurônios e sinapses, menos uma ideia do que um estado cerebral.

O protagonista, que está a nos contar sua triste história, é um professor de Literatura especialista em Machado de Assis que é despertado para o problema mente-cérebro após um quadro de grandes perturbações mentais, posteriormente atribuídas a um tumor cerebral benigno. Operado e curado, o professor perde grande parte da audição e acaba precocemente aposentado; livre das obrigações para garantir seu sustento, passa a estudar como uma alteração física, material, pôde causar tamanho impacto em sua vida mental. É dessa maneira que ele é apresentado a uma das questões filosóficas mais antigas da humanidade: como é possível relacionar nosso corpo material com nossa subjetividade imaterial? A pergunta remonta à Antiguidade Clássica (e talvez até antes, mas provavelmente não de forma estruturada como faz a filosofia ocidental), desafiando não apenas Sócrates como também seus discípulos e seus antecessores.

A designação "problema" para a relação entre o corpo e a alma é adequada, uma vez que até hoje não há uma resposta definitiva para a questão central, que, no fim das contas, pode ser traduzida em "como surge a consciência?". Se pensarmos bem, essa não é uma questão trivial, pois implica não só a gênese de tudo o que vai na mente – alegria, tristeza, medo, euforia, prazer e angústia – como diz respeito à direção em que os fenômenos caminham, pois se a mente surge a partir do cérebro e por ele pode ser explicada, então é o físico que comanda o psicológico; mas se a mente surge de outras formas e apenas "passa" pelo cérebro, então é o psicológico que altera o físico. As implicações de uma ou de outra abordagem são diversas: no tratamento dos transtornos psiquiátricos, o foco pode recair prioritariamente nos aspectos biológicos ou psicológicos, dependendo da postura que se adote. Mais do que isso, no entanto, a própria noção de livre-arbítrio passa a ser questionável diante do materialismo.

Esta é a ideia fixa que assola nosso protagonista, chamada por ele de "tumor metafísico" – ele se torna um "fisicalista", convencendo-se de que não há nada extrafísico no mundo mental, e somente os estados físicos do cérebro podem explicar mesmo as questões subjetivas. Adepto da teoria da alma esboçada por Machado de Assis no conto "O espelho", segundo a qual nós temos duas almas, uma que olha de dentro para fora (que o protagonista associa à vida mental subjetiva), e outra que olha de fora para dentro (o estudo objetivo da mente), o professor conclui que a "alma vista de fora para dentro lacera e sufoca a alma vista de dentro para fora", pois, sendo um fisicalista, se torna impossível fugir do silogismo que ele mesmo propõe:

> As leis e as regularidades que regem o mundo são independentes de minhas vontades.
>
> A minha vontade é fruto das mesmas leis que regem o mundo.
>
> A minha vontade é independente de minha vontade.

Como conviver na vida prática com tal noção? Se todos os estados do cérebro têm determinantes físicos alheios à nossa vontade, em última análise, não somos responsáveis por nada que fazemos, sentimos ou pensamos. A lógica, por inescapável que seja uma vez aceitas as premissas, é incompatível com a sociedade como a conhecemos. O protagonista percebe isso e se questiona: como podem os cientistas que, como ele, adotaram o fisicalismo viver normalmente? Conclui que deve ser porque eles, ao contrário de si, têm mais o que fazer, têm de ganhar seu dinheiro e sustentar sua famílias. Já ele, sem desafio, sem propósito ou objetivo, foi engolfado pelo fisicalismo a ponto de não só acreditar nele como também querer vivê-lo. Ele já não se pergunta "por que fiz isso?", mas "qual configuração cerebral me levou a isso?", eximindo-se não só da responsabilidade como também da própria autonomia.

O que o livro não mostra é que, a cada novo avanço da ciência da mente, o livre-arbítrio foi dado como morto, para ressurgir por absoluta necessidade. A história revela que, primeiro com a descoberta do cérebro, depois dos neurônios, das sinapses ou dos genes, cada relação entre um elemento biológico e um comportamento que foi descoberta imediatamente foi dada como "causa" para este. Mas há sempre uma causa por trás da última causa encontrada, e nada disso nos autorizou até hoje a abrir mão da responsabilidade e da autonomia das pessoas. "Existem verdades que a vida repele", conclui o professor.

O livro termina com um apelo do narrador para que o leitor o refute. Tal conclamação pode ser vista, a princípio, como um desafio, mas também podemos ver a obra como um grito de desabafo, um testemunho da angústia em que ele se encontra e da qual aparentemente está buscando uma saída. Inspirado por Machado de Assis, a questão que a princípio parece resolver, assim como a traição em Dom Casmurro, não resiste à leitura mais atenta, a qual revela que o problema persiste: em que pese haver fatos apontando para uma causação física da mente imaterial, não é possível viver sem, no mínimo, a ilusão do livre-arbítrio.

Ao fim e ao cabo, ficamos com essa mensagem. Pode até ser que a mente seja redutível ao cérebro e tudo o que existe é o mundo físico. Ignorar o mundo mental, no entanto, não é compatível com uma vida plena e provavelmente não ajuda muito nos tratamentos psiquiátricos.

15
OS SOFRIMENTOS DO JOVEM WERTHER
DE JOHANN WOLFGANG VON GOETHE

Roberto Ratzke
Daniel Martins de Barros

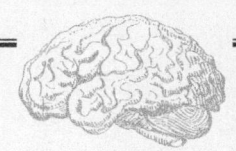

Johann Wolfgang von Goethe (1749-1832) foi um dos maiores, se não o maior, escritores de língua alemã de todos os tempos. Escreveu romances, dramas, peças de teatro e poemas. Foi um grande pensador e filósofo, fez incursões nas teorias da arte e ciências naturais.

Educado para ser advogado, preferiu sempre a literatura, e só a contragosto exerceu em certos períodos a carreira judicial, interrompendo-a por mais de uma vez, antes de abandoná-la definitivamente. Ironicamente, no entanto, foi o trabalho como advogado que inspirou um de seus mais influentes livros, *Os sofrimentos do jovem Werther*. Na virada do século XVIII para o XIX, Goethe atendeu a um pedido do pai e mudou-se para Wetzlar, para trabalhar na corte judicial. Aí conheceu o casal de noivos Charlotte Buff e Joahann Christian Kestner, travando amizade com ambos e apaixonando-se por Charlotte. Em 1774, Goethe lançou o livro reunindo as cartas em que o jovem Werther narrava seus sofrimentos, não se preocupando sequer em disfarçar o nome da protagonista. Werther sofre e morre exatamente por uma Charlotte. A obra alcançou sucesso e trouxe fama para Goethe, que voltou para Weimar, cidade em que se estabeleceu definitivamente e onde conheceu seu período mais produtivo, em conjunto com intelectuais importantes da época.

Juntamente com o poeta Friedrich Schiller, foi um dos líderes do movimento literário, prenúncio do romantismo alemão, *Sturm und Drang* (Tempestade e Ímpeto). Esse movimento caracterizava-se por obras de ação crescente, intensidade emocional e revolta individual contra a sociedade. Posteriormente,

Goethe tornou-se o autor mais importante do Classicismo de Weimar. Escreveu *Fausto*, uma das maiores obras dramáticas da literatura moderna europeia. Foi autor de *A teoria das cores*, de 1810, que trata da qualidade da percepção das cores, obra que foi considerada pelo autor como a sua mais importante. Seus estudos científicos e filosóficos influenciaram de Schopenhauer a Charles Darwin.

POR QUE LER?

Os sofrimentos do jovem Werther, publicado em 1774, foi o romance mais popular de Goethe, tornando-o conhecido em toda a Europa, sendo considerado o primeiro *best-seller* do mundo. É um ícone da primeira fase do Romantismo, do movimento *Sturm und Drang*. Apesar da fama trazida pelo livro, Goethe não ficou rico, já que leis de direitos autorais não existiam à época.

A obra se passa em uma cidade fictícia, Wahlheim. A história é narrada na forma de cartas do jovem artista Werther ao seu amigo Wilhelm. Werther conhece Charlotte (Lotte), uma bela mulher, e logo se apaixona perdidamente. Ela é noiva de Albert, um homem 11 anos mais velho. Nos meses seguintes, Werther aproxima-se do casal como amigo, para estar próximo de sua amada. Sua dor crescente torna-se tão intensa que ele abandona a cidade. Certo tempo depois, ao retornar a Wahlheim, descobre que Lotte e Albert se casaram, o que torna seu sofrimento ainda maior. Em respeito ao marido, mesmo aparentemente gostando de Werther como amigo, Lotte decide que este não deve visitá-los com frequência. Werther chega à conclusão de que, para resolver seu sofrimento, um dos três deveria morrer. Incapaz de machucar alguém, ele decide tirar a própria vida. Após escrever uma carta de despedida, para ser encontrada depois de seu suicídio, ele escreve a Albert pedindo-lhe duas pistolas. Lotte envia-lhe as pistolas, e Werther atira contra si, na cabeça, demorando, porém, 12 horas para morrer. O último capítulo do livro é a descrição do funeral de Werther. Nenhum representante da Igreja estava presente, nem Albert, nem sua amada Lotte.

Werther traz a paixão intensa, a revolta contra as rígidas convenções sociais, a impossibilidade do relacionamento com a noiva (esposa) de um outro cavalheiro, o amor romântico sem solução, carregado de sofrimento, que só pode ser resolvido com a morte. O livro é autobiográfico: Goethe, que tinha 24 anos quando a obra foi publicada, inspirou-se em sua paixão por Charlotte Buff. Posteriormente, ele admitiu que atirou em seu herói para salvar a si mesmo. O romance, ao mesmo tempo que glorifica o suicídio, condena-o também, pois seu capítulo final mostra um funeral sem honra, sem a participação de qualquer representante da Igreja.

O fim trágico do livro, com o suicídio de Werther, levou a um aumento dos casos de suicídio na Europa, entre jovens que se identificavam com o personagem, fato que constitui uma das primeiras evidências de que o comportamento suicida é em alguma medida contagioso. Werther se torna uma leitura obrigatória para médicos, psiquiatras e demais profissionais da saúde mental ao abordar o tema do suicídio a partir de uma perspectiva pessoal, íntima. O romance de Goethe mostra o poder da literatura para modificar o comportamento das pessoas, por meio da identificação com um personagem de ficção e o fenômeno do suicídio por imitação. Até hoje, veículos de comunicação questionam-se se a notícia do suicídio de uma celebridade ou pessoa pública deve ser apresentada ou sobre como essa notícia deve ser divulgada.

16
NUNCA LHE PROMETI UM JARDIM DE ROSAS
DE HANNAH GREEN

Dorli Kamkhagi
Sandra Kusminsky
Deborah Kamkhagi Supino
Daniel Martins de Barros

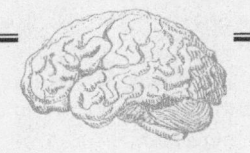

O tratamento psiquiátrico vivenciado por uma escritora na infância deu origem a uma obra de grande influência nos anos de 1960. Joanne Greenberg, nascida em 1932, em Nova York, começou, na adolescência, a apresentar comportamentos estranhos, até que, aos 16 anos, foi levada ao hospital psiquiátrico Chestnut Lodge Sanatorium, onde ficou internada de 1948 a 1951. À época, ficou sob os cuidados de Frieda Fromm-Reichmann, psiquiatra alemã que havia imigrado para os Estados Unidos fugindo da perseguição nazista. Casada com o psicanalista Erich Fromm, sua intervenção no caso de Greenberg foi toda pautada no trabalho psicoterápico, em função da ausência de substâncias antipsicóticas, que estavam, então, sendo descobertas.

A psicoterapia continuou após a alta por vários anos mais, e ambas já haviam pensado em escrever um livro sobre a recuperação de Greenberg, então diagnosticada com esquizofrenia, mas Fromm-Reichmann faleceu antes de darem seguimento ao projeto.

Graduada em Antropologia e Literatura Inglesa, Greenberg foi estimulada pelo marido a escrever, estreando na literatura em 1963 com *The King's Persons* e, no ano seguinte, alcançando o sucesso, sob o pseudônimo Hannah Green, com *Eu nunca lhe prometi um jardim de rosas*. Inspirada em sua própria experiência como paciente psiquiátrica, a protagonista, Deborah Blau, é internada, recebendo tratamento da Dra. Fried, em alusão explícita a Frieda Fromm-Reichmann.

O livro é, por vezes, equivocadamente utilizado como um panfleto contra o uso de medicamentos em psiquiatria. Tal leitura incorre no anacronismo de enxergar na psicoterapia, no caso de Deborah Blau, uma alternativa ao uso de medicação, o que não era o caso, já que, à época, os antipsicóticos ainda não eram uma possibilidade prática. Além disso, até então, não existia unificação dos critérios diagnósticos da esquizofrenia, havendo grande discordância entre os profissionais quanto à presença ou não desse transtorno em diversos casos; além disso, análises dos sintomas descritos no romance colocam em dúvida tal diagnóstico.

Mais importante do que o diagnóstico ou o tratamento, no entanto, Greenberg quis retirar da loucura a aura romântica que a cercava naquela época, mostrando que a doença mental traz consigo verdadeiro sofrimento.

A própria autora afirmou:

> Eu escrevi como uma forma de descrever a doença mental sem a romantização que havia nos anos sessenta e setenta, quando as pessoas estavam tomando LSD para simular o que eles pensavam que era uma experiência libertadora. Durante aqueles dias, as pessoas frequentemente confundiam criatividade com insanidade. Não há criatividade na loucura; loucura é o oposto da criatividade, embora as pessoas possam ser criativas apesar de serem doentes mentais.

POR QUE LER?

É imprescindível a leitura desse livro para todos aqueles que estudam a complexidade da mente humana. No mínimo, vários questionamentos surgirão dessa experiência.

Trata-se do relato de uma adolescente, Deborah Blau, de 16 anos, que, com diagnóstico de esquizofrenia, fora internada em um hospital psiquiátrico por seus pais, pais estes que nos fazem sentir a angústia de ter uma filha "diferente" e não saber qual a atitude correta a tomar.

Vivenciamos, no decorrer do livro, um combate constante entre três mundos. O real, cheio de medos, conflitos, preconceitos e palavras não ditas, com uma família da qual Deborah se sente impossibilitada de participar, sem entender as regras desse mundo. Um segundo mundo, imaginário, criado por

Deborah, para se sentir querida e protegida, um mundo cujas regras ela compreende. E, ainda, um terceiro, o mundo do hospital psiquiátrico, lugar onde a loucura pode existir e conviver com a sanidade, sendo que muitas vezes os limites se confundem.

O que faz Deborah fracassar no mundo real? Quais recursos têm aqueles que passam por várias experiências, mesmo que traumáticas, sem sucumbir à loucura?

Deborah nos faz entrar e sentir a angústia da loucura, o limiar tênue que separa os três mundos.

A ela foi necessário criar um mundo paralelo, com regras que pudesse compreender para se sentir protegida e não tão sozinha. Esse mundo imaginário, chamado de "Yr", repleto de seres bizarros, foi aos poucos se transformando, de lugar seguro, em um lugar também ameaçador; ela já não tinha controle de quando entrar e quando sair de seu delírio. Era a loucura dominando-a por inteiro.

No hospital, podemos observar as múltiplas realidades se encontrando. Médicos, enfermeiros, estagiários assustados e pacientes, dos mais calmos da Ala B aos "perturbados" da Ala D, e, nesse cenário, as sessões com a Dra. Fried, que possibilitaram um encontro real de Deborah com seu passado – seus momentos de dor, suas raivas, suas culpas – e, enfim, que discernisse em suas lembranças o real das fantasias e dos desejos jamais realizados. Dra. Fried não teve medo de se aproximar de Yr e, com isso, poder também desvendá-lo.

Esse processo terapêutico foi muito difícil, houve várias recaídas. Deborah passou por surtos terríveis, às vezes parecia estar piorando, chegando ao autoflagelo: queimava sua pele e nada sentia. Não havia espaço para sentimento algum, nem da alma, nem no corpo. O corpo, como representante da alma, tinha feridas que não cicatrizavam.

Foi preciso muito tempo, dedicação e esforço tanto de Deborah como da Dra. Fried para poderem entender o que se passava com ela.

Após três anos internada, indo e vindo da Ala B para a Ala D, um dia Deborah começa a sentir cheiros, afetos, desejos e dores. Queima novamente o braço e grita que sentiu algo, sentiu dor. Corpo e alma parecem acordar. E, apesar dessa nova percepção de mundo, que a faz sentir-se melhor, as coisas não são fáceis. O mundo real continua hostil, e ela tem de lutar muito para poder fazer parte dele, e agora sob o estigma de alguém que viveu anos em um hospital psiquiátrico. A luta não termina, mas a Dra. Fried nunca lhe prometeu um jardim de rosas.

17
O ESTRANHO CASO DO CACHORRO MORTO
DE MARK HADDON

Tatiana Moya
Daniel Martins de Barros

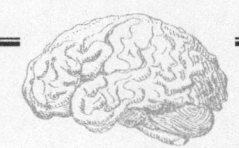

Experiências da juventude podem se tornar matéria-prima para verdadeiras pérolas nas mãos de artistas talentosos, como mostra a história de Mark Haddon. Nascido na Inglaterra em 1962, graduou-se em Inglês na Universidade de Oxford, completando seu mestrado em Literatura Inglesa na Universidade de Edimburgo. Com pouco mais de 20 anos e essa sólida formação, não estreou imediatamente na literatura; antes, trabalhou em diversos empregos, entre os quais em uma instituição para pacientes psiquiátricos no Reino Unido. Aí, teve contato com jovens autistas, experiência que viria a transformar sua carreira.

Iniciou sua vida artística como ilustrador e escritor de livros infantis, lançando diversos volumes antes de investir na literatura adulta. *O estranho caso do cachorro morto* foi o primeiro livro que escreveu sem pensar especialmente em crianças. A linguagem, o tema, o tratamento que deu à construção da história levaram seu editor a sugerir que o livro fosse lançado tanto para o público adulto como para o infantil, alcançando sucesso nas duas versões.

O livro narra a investigação que o protagonista, Christopher Boone, portador da síndrome de Asperger, empreende a fim de esclarecer a morte de um cão. Utilizando a experiência que tivera com pacientes psiquiátricos, Haddon construiu a narrativa a partir do ponto de vista de Christopher, traduzindo muito bem a vivência subjetiva desses pacientes, mas sem mencionar seu diagnóstico em qualquer momento ao longo da história. Afinal, as pessoas são muito mais do que pacientes e não podem ser definidas por seus diagnósticos.

POR QUE LER?

Se você deseja ou tem curiosidade em saber como funciona, sente e raciocina um adolescente portador de síndrome de Asperger (transtorno do polo mais brando do espectro autístico), não deve deixar de ler *O estranho caso do cachorro morto*, de Mark Haddon.

O romance, magistralmente escrito, oferece *insight* e entendimento sobre esse quadro, de forma muito prazerosa, informativa e tocante. A obra, agradável peça literária, apresenta ainda pronunciada qualidade didática. A propriedade educativa do romance se deve ao fato de ser narrado em primeira pessoa por Christopher Boone, um adolescente de 15 anos, portador de síndrome de Asperger. O personagem é extremamente verossímil e compatível, do ponto de vista técnico, com um autêntico portador do quadro do espectro autístico, com todas as suas angústias, limitações, qualidades e, acima de tudo, grande sensibilidade. A narrativa, até por ser em primeira pessoa, permite-nos entrar em contato de forma íntima com o personagem e sentir o quanto os portadores dessa condição podem ser seres realmente muito especiais e com os quais temos tanto a aprender.

Christopher é um personagem cativante, pelo qual nos afeiçoamos já no início do romance. Ao longo da obra, conquista o leitor, que acaba torcendo por ele, com significativos momentos de emoção.

O livro ilustra, por meio das diferentes situações desafiantes que Christopher enfrenta, várias das características do portador da síndrome de Asperger, como a aversão ao contato físico com outra pessoa e a dificuldade de reconhecer, codificar e lidar com expressões não verbais e sentimentos alheios, como um gesto, um olhar, uma expressão facial ou mesmo as emoções expressas. Também ilustra a extrema lealdade e sinceridade de Christopher, outra característica típica do quadro, sua incapacidade de mentir, inclusive em situações em que seria recomendável não ser tão sincero. É tão leal que chega a doer.

O estranho caso do cachorro morto também mostra como os portadores desse quadro do espectro autístico podem manifestar interesses específicos e ser altamente qualificados em determinadas áreas. Christopher, por exemplo, sabe o nome de todos os países do mundo e suas capitais; tem muita facilidade para entender conceitos de astronomia; tem fascínio pelos números primos e sabe todos de cor até o número 7.507! Os capítulos do romance, inclusive, são indicados apenas com números primos.

Na prática clínica da autora deste capítulo de psiquiatra da infância e da adolescência, ao fazer o diagnóstico de síndrome de Asperger em alguns clientes adolescentes no consultório, é recomendado aos pais a leitura dessa obra e que, depois, deem um retorno sobre a leitura. Retornos como "Doutora, encontrei o meu filho neste livro!" foram comuns.

No contato com Christopher, foi possível entender também o extremo carinho e instinto protetor que os pais desses clientes manifestam diante deles. É difícil corresponder adequadamente a esses jovens, pois nunca seremos tão ingênuos, tão puros, tão sinceros e tão leais quanto eles. Certa vez, uma mãe disse: "Doutora, meu filho é um anjo, um ser puro, desprovido de qualquer malícia. Você não tem ideia de quanto eu temo pelas brincadeiras mal-intencionadas que possam vir a fazer com ele, pois ele não enxerga maldade em ninguém. Ele não tem malícia e desconhece a ironia. Não consegue inclusive entender o que é ironia". Christopher é assim.

Apesar de ser um personagem fictício, ensina muito sobre sua condição e desperta uma empatia ainda maior pelos clientes e suas famílias, auxiliando, dessa forma, no aprimoramento do trabalho realizado junto a eles.

Por todos esses motivos, recomendamos aos profissionais da área da saúde mental a leitura de *O estranho caso do cachorro morto*. E não se surpreendam se, inadvertidamente, derramarem algumas lágrimas. É tão bonito que emociona.

18
FUGA DO CAMPO 14
DE BLAINE HARDEN

Ênio Roberto de Andrade
Táki Athanássios Cordás

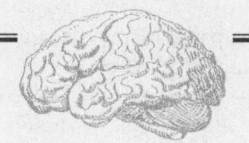

Blaine Harden é repórter do programa *Frontline*, da PBS, colaborador das revistas *The Economist*, *Times Magazine* e do jornal *New York Times* e atualmente reside em Seattle, depois de passar uma temporada como chefe da sucursal do jornal *The Washington* na África, na Europa e em Tóquio. *Fuga do Campo 14*, seu principal livro, ganhou, em 2012, na França, o Grande Prêmio de Biografia Política. Tornou-se um *best-seller* internacional e foi publicado em 24 línguas diferentes. Nele, Harden descreve a dramática jornada de um prisioneiro da Coreia do Norte rumo à liberdade. Shin Dong-hyuk, cuja vida é retratada no livro, vive hoje entre a Coreia do Sul e os Estados Unidos.

POR QUE LER?

A Coreia do Norte é provavelmente a primeira dinastia comunista da história. O "grande líder" Kim Il Sung é considerado um herói de guerra e o grande ideólogo do atual regime, tendo sido sucedido por seu filho Kim Jong Il e, mais recentemente, pelo neto Kin Jong-Eun. O país é dividido em três classes: a classe superior, a classe hesitante e a classe hostil.

O livro trata do relato real de um prisioneiro que conseguiu escapar do Campo 14, que é um tipo de campo de concentração na Coreia do Norte, para onde são enviados os dissidentes políticos. Foi elaborado após dois anos de entrevistas concedidas ao autor, Blaine Harden, por seu protagonista, o norte-coreano Shin Dong-hyuk.

A leitura de *Fuga do Campo 14* é muito pesada e, em alguns momentos, chega a ser angustiante. Nele, observa-se a crueldade e a perda da noção de humanidade (isto é, carinho, afeto, compaixão, paixão, amor, saudade, piedade, arrependimento, companheirismo, coleguismo, esperança no futuro, sonhos, etc.) a que o ser humano pode chegar.

Shin nasceu no Campo 14, nunca viu e nem teve contato com o mundo até sua fuga. Durante sua infância e adolescência, não aprendeu o significado da palavra "amor", não recebeu cuidados e nem carinhos de sua mãe. Em vez disso, recebia surras e era visto por ela como alguém que competia por comida. Cresceu sem ter noção do significado de família. Do mesmo jeito, não sabia da existência de Deus, nunca ouvira falar de Deus enquanto esteve no Campo 14.

Nesse lugar, as crianças eram obrigadas a trabalhar em uma jornada muito dura e viviam em busca de alimentos. Para matar a fome, comiam ratos (quando conseguiam encontrar um, era uma iguaria), insetos e até grãos de milho não digeridos das fezes de vacas.

Com frequência, independentemente de idade, todos eram expostos à execução de algum prisioneiro (Shin se lembra de ter visto uma execução pela primeira vez quando tinha 4 anos). Os prisioneiros executados eram usados como exemplo para os demais. No Campo 14, os prisioneiros eram incentivados a denunciar uns aos outros. Até sua fuga, aos 23 anos, Shin nunca soube o que era confiar em alguém.

Seu professor era, ao mesmo tempo, guarda do campo, e ministrava aulas uniformizado e armado. Não raro usava métodos cruéis, e Shin chegou a ver uma colega ser espancada até a morte por ter escondido no bolso cinco grãos de milho.

Shin cresceu em um ambiente hostil e com poucos estímulos. Sua alimentação era precária, assim como sua educação. Como consequência, até hoje carrega consigo a desconfiança, não sabe como lidar com sentimentos, não consegue manifestar ou entender adequadamente manifestações afetivas. Tem uma limitação intelectual causada tanto pela desnutrição como pela escassez de estímulos. Seus sonhos são limitados ou inexistentes. Sua preocupação com o futuro e com o outro é muito precária.

Shin é a prova da superação, mas não sem marcas e sequelas, de que o ser humano é capaz. Ler esse livro nos mostra que estímulos, cuidados afetivos e cuidados básicos são essenciais para que o indivíduo se torne um adulto mais criativo, afetivo, carinhoso, etc., e não apenas um adulto.

19
A MULHER TRÊMULA OU UMA HISTÓRIA DOS MEUS NERVOS
de SIRI HUSTVEDT

José Paulo Fiks

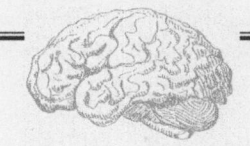

Siri Hustvedt nasceu em fevereiro de 1955, em Minnesota. Filha de mãe norueguesa e pai norte-americano de origem norueguesa, tem o norueguês como primeira língua, o que foi muito estimulado pela carreira de sucesso acadêmico de seu pai, professor de estudos escandinavos.

Em 1981, iniciou sua carreira literária escrevendo poesias e encontrou o escritor Paul Auster, com quem se casou.

Em 1992, doutorou-se em Literatura Inglesa pela Universidade de Columbia.

Entre seus romances estão *Aquilo que eu amava*, *Elegia para um americano*, *Verão sem homens*.

POR QUE LER?

Em maio de 2006 eu comecei a falar sobre meu pai sob um céu azul sem nuvens, ele havia morrido dois anos antes. Assim que abri a boca, uma tremedeira violenta tomou conta de mim. Tremi naquele dia, tremi de novo em outros momentos. Eu sou a mulher trêmula.

Assim termina o livro que analisarei brevemente, sem estragar quaisquer das surpresas dessa curiosa investigação leiga. Siri é uma mulher que adoece subitamente e quer, mais do que se curar, saber o que acontece consigo. E quase chega lá.

Se compararmos com as grandes obras da literatura, certamente o livro de Siri Hustvedt pode ser considerado algo modesto. Entretanto, para o atual lugar reservado à psicopatologia na prática clínica, possivelmente *A mulher trêmula* seja um dos livros mais interessantes do momento. Escritora conhecida da imprensa norte-americana – no Brasil é mais lembrada como esposa de Paul Auster –, Siri já se aventurou por ensaios sobre literatura inglesa, romances, poesia e roteiros cinematográficos.

Pode ser muito tentador para o psiquiatra fazer diagnósticos de personagens da literatura (ou de qualquer outro campo da arte), mas isso soa, no mínimo, inadequado, afinal, tais figuras do imaginário de um escritor desempenham finalidades dramáticas ou literárias. E quando a intenção de um escritor *é* fazer uma descrição médica? Mais: e no caso de o protagonista do livro ser o próprio autor e ao mesmo tempo o paciente a ser investigado? Esse é o caso de *A mulher trêmula*.

O texto certamente pode iluminar aqueles clínicos que inutilmente tentam aplicar algoritmos ou *guidelines*, desesperados para somar sintomas e preencher escalas na busca de diagnósticos. O relato de Siri pode ser entendido como um grande épico da psicopatologia.

A autora teve a primeira descompensação em meio a um elogio fúnebre por ela mesma preparado. O homenageado era ninguém menos que o pai, descendente de noruegueses, que morrera em 2004, após dedicar sua vida profissional ao ensino acadêmico (estudos escandinavos) na Universidade de Minnesota. Após alguns anos, durante a leitura de um texto cuidadosamente preparado, Siri começou a tremer e mal conseguiu terminar a fala.

Muito longe daqueles pacientes que rastreiam seus sintomas pelo "Dr. Google" – e geralmente ficam mais perplexos e aterrorizados do que esclarecidos –, Hustvedt se colocou no lugar de doente e ao mesmo tempo de pesquisadora, debruçando-se sobre seu quadro com uma curiosidade científica. Inicialmente, como ensinou Jaspers, Siri procurou *compreender* seus tremores como uma reação psicológica, uma forte emoção ao lembrar-se do pai ante uma plateia de pessoas que o admiravam. Insatisfeita, a autora procurou, então, *explicar* seus sintomas vasculhando todas as patologias possíveis nos campos da neurologia e da psiquiatria. Assim, talvez involuntariamente, ela recupera o prazer da investigação psicopatológica, a formulação de um diagnóstico psiquiátrico e até um projeto de tratamento para si mesma.

Como contumaz curiosa da própria história – "Minhas viagens pelos mundos da neurologia, psiquiatria e psicanálise começaram bem antes... Sofria de enxaqueca desde a infância" –, a escritora, em uma primeira análise, estava segura de que se tratava de um evento psicológico. É claro que se emocionou ao falar do querido pai, e isso poderia explicar o tremor que tomou conta dela. Descartava, assim, qualquer elemento fóbico pela exposição, pois estava acostumada a apresentações, entrevistas e aulas.

Siri procura identificar o que lhe acontece, tendo como premissa que "a partir de Hipócrates, realizar um diagnóstico significa um conjunto de sintomas sob o mesmo nome". Mais além dos sintomas, a autora entende o afeto – e aqui se trata da homenagem de uma filha amorosa ao pai – como qualidade que se dá a uma experiência de vida. É claro que tratar do pai de modo tão emotivo em um elogio já seria suficiente para explicar o evento que inicialmente entendeu como psicossomático. Provavelmente "um ataque histérico".

Mais do que seu diagnóstico, a escritora busca uma narrativa da doença e lembra que "o DSM não conta histórias. Não contém casos de pacientes reais ou fictícios. A etiologia, o estudo das *causas* das doenças, não faz parte da obra. Sua missão é puramente descritiva; seu objetivo é reunir sintomas sob títulos que ajudarão no diagnóstico médico dos pacientes".

Siri, como paciente, apesar de também focada no debate em torno da nosografia psiquiátrica, busca uma definição para suas manifestações: "o fato é que todos os pacientes possuem histórias, e elas necessariamente fazem parte do *significado* de suas doenças. Isso pode ser ainda mais verdadeiro no caso de pacientes psiquiátricos, cujas histórias com frequência estão tão emaranhadas com a doença que não é possível distinguir uma da outra".

A autora escreve como uma paciente esclarecida em busca de uma narrativa para seus sintomas e assim também elucida o psiquiatra que se acostumou a pensar em termos de comorbidades. Siri não quer saber de comorbidades. Assim, retorna a Freud ("o presente colore o passado"), a Pierre Janet ("a bela indiferença"), Luria ("a fronteira entre o eu que ordena e aquele que executa"), William James ("a realidade corporal da existência humana"), passando por Jacques Lacan, vários pesquisadores da atualidade, até Antônio Damásio, por seu conceito de "Eu autobiográfico".

Sempre em busca de entendimento e solução para seus incontroláveis tremores, Siri conta tudo sobre as consultas com especialistas – neurologistas e psiquiatras – pelas quais passou, as medicações utilizadas e esperanças perdidas, pois o fato é que, a despeito de todas as tentativas de tratamento, ela continua tremendo.

Lembrando que "as fronteiras do eu consciente variam", a autora propõe a ideia de propriedade do sintoma, ou seja, até para alguém com um membro paralítico, este ainda lhe pertence. Siri se adapta aos seus tremores.

Assim, como começamos pelo fim, terminamos pelo começo. Talvez a citação que a autora faça de Emily Dickinson, na apresentação do livro, seja a melhor expressão de sua desistência em "lutar" contra o sintoma, passando assim a incorporá-lo como parte dela:

> Senti uma Fenda na Mente –
>
> Como se meu Cérebro rachasse –
>
> Tentei uni-lo – Ponto a Ponto –
>
> Mas não consegui que firmasse.

20
UM ARTISTA DA FOME
de FRANZ KAFKA

Cybelle Weinberg
Táki Athanássios Cordás

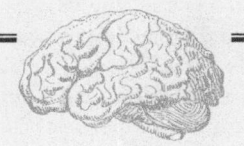

Kafka nasceu em Praga, em 1883, e morreu precocemente, em 1924, em Kierling, cidade próxima a Viena, em decorrência de tuberculose. Embora tenha começado a escrever por volta dos 15 anos, Franz Kafka, filho de uma família judia de classe média, teve sua obra publicada apenas postumamente, graças a Max Brod, amigo e testamenteiro, que desobedeceu a orientação de incinerar sua obra não publicada. Sua infância, influenciada pelas culturas alemã, judaica e tcheca, foi vivida em clima opressivo e dominado por uma figura paterna rígida e pouco afetuosa. Essa relação é retratada em seu livro *Carta ao pai*, que consiste na publicação póstuma de uma carta que Kafka escreveu em 1919 para seu pai, mas nunca chegou a ser enviada. É um convite ao estudo de sua relação ambígua com o pai. Kafka trabalhou durante toda a sua vida como agente de seguros; por um breve período, tentou seguir a carreira de escritor, mas desistiu rapidamente.

Após a publicação de sua obra, nos anos de 1920, ganha a admiração de André Breton, Jean-Paul Sartre, Albert Camus e outros intelectuais. Seus livros, já bastante famosos, foram queimados e proibidos durante o Nazismo, considerados como obra de um artista "judeu e degenerado".

A maior parte de seus escritos seria apropriada de estar neste livro, como *A metamorfose* (1916), *O processo* (1925), *O castelo* (1926), *Na colônia penal* (1948-1949) e outros mais. Sua obra, carregada de espanto, ausência de lógica e próxima de um pesadelo, deu origem ao termo "kafkiano".

POR QUE LER?

Um artista da fome é a história de um jejuador profissional que, dentro de uma jaula, se exibia ao público das cidades europeias, permanecendo sem comer por um período de 40 dias. Esse prazo, estipulado por seu empresário – o tempo necessário para manter o interesse do público –, constituía uma verdadeira ofensa ao artista da fome, que afirmava ser capaz de jejuar por muito mais tempo. Vigiado dia e noite por voluntários, o artista irritava-se profundamente com o fato de alguns deles afrouxarem a vigilância, distanciando-se da jaula para dar-lhe a chance de comer escondido, ao que ele reagia assobiando e cantando, com o intuito de provar que não estava comendo, mas aí sim achavam prodigioso, que ele pudesse comer e assobiar ao mesmo tempo. Outra ofensa, suprema humilhação!

Com o passar dos anos, no entanto, o interesse do público diminuiu a tal ponto que foi necessário procurar outro meio de vida. Já velho e sem preparo para exercer qualquer outra profissão, o artista demitiu o empresário e empregou-se em um grande circo, alegando que, se o deixassem jejuar pelo tempo que quisesse, "encheria o mundo de espanto". Atendido em seu pedido, foi colocado em uma jaula e aí ficou, esquecido, sem que ninguém mostrasse qualquer interesse por ele. Descoberto muito tempo depois, extremamente fraco, declarou antes de morrer que jejuara a vida toda porque não pudera evitá-lo. Simplesmente não encontrara o alimento certo para satisfazê-lo. Em seu lugar, foi colocada uma grande pantera que chamava a atenção de todos que por aí passavam, fascinados pela força e nobreza de seu corpo, dando "a impressão de carregar consigo a própria liberdade".

O fim do século XIX foi realmente a época dos artistas da fome, homens que exploravam sua emaciação extrema e sua extraordinária abstinência de comida. Inicialmente buscando dinheiro em feiras, passaram a se apresentar, posteriormente, em circos e parques de diversão. Os chamados "esqueletos vivos", também no século XIX, mostravam um corpo extremamente magro, mas, ao contrário dos artistas da fome, não jejuavam publicamente, apenas exibiam sua magreza. Dizia-se, sobre alguns, que eram quase transparentes, podendo-se enxergar a luz de uma vela através de seu corpo. A época a que Kafka se refere no conto sugere essa mudança na compreensão da anorexia nervosa: na Idade Média ocidental, era entendida como sinal de santidade; depois, de bruxaria; em seguida, era vista como espetáculo; e, finalmente, no século XX, como doença.

Além do elemento histórico, contudo, o profissional da saúde mental atento reconhecerá, no artista da fome, muitos dos sinais de um quadro de anorexia.

Aliás, tão bem descritos que sugerem que o próprio Kafka, que viveu de forma ascética, tinha algum transtorno alimentar. Ali estão expostos o orgulho do anoréxico, o ideal absurdo de um jejum sem limites, o deleite em observar o outro se alimentando, o estado de humor melancólico, o campeonato de magreza cujo prêmio é a morte.

Por fim, a vitalidade e a liberdade da pantera se contrapõem brilhantemente à impossibilidade de escolha do anoréxico: o jejum autoimposto não é uma escolha, é uma doença. O artista da fome precisava jejuar, não tinha como evitá-lo. "Porque eu não pude encontrar o alimento que me agrada. Se eu o tivesse encontrado, pode acreditar, não teria feito alarde e me empanturrado como você e todo mundo." Para desespero do clínico, no entanto, não há alimento que possa satisfazer um sujeito com esse quadro.

21
A METAMORFOSE
de FRANZ KAFKA

Saint Clair Bahls

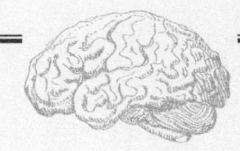

POR QUE LER?

Franz Kafka, em seu livro *A metamorfose*, oferece um excepcional exemplo de uma crise de início súbito, que causa uma transformação assustadora e prejudicial no indivíduo, nesse caso, no personagem principal, Gregor Samsa, e em sua família. O que representa estar transformado agudamente "em uma barata", como descrito por Franz Kafka no início de seu livro?

Essa metamorfose representa uma mudança drástica idêntica ao que ocorre quando se inicia abruptamente uma doença psiquiátrica grave. Tanto a esquizofrenia quanto o transtorno bipolar tendem a apresentar seu início no fim da adolescência ou no começo da vida adulta, assim como ocorre com nosso personagem Gregor Samsa.

> "Oh, Deus", pensou ele, "que profissão extenuante que fui escolher! Entra dia, sai dia, e eu sempre de viagem. [...] Contatos humanos sempre cambiantes, que nunca serão duradouros e jamais afetuosos. Que o diabo leve tudo isso!"
>
> Se eu não me contivesse por causa de meus pais, já teria pedido as contas há tempo; teria me apresentado ao chefe e lhe exposto direitinho o que penso, do fundo do meu coração. Ele teria de cair da escrivaninha!

Bem a esperança ainda não está de todo perdida; quando eu tiver juntado o dinheiro a fim de quitar a dívida de meus pais com ele – acho que isso demorará ainda uns cinco ou seis anos –, eu encaminho a coisa sem falta.

Encontramos, aqui, um antecedente que pode se relacionar com o enfraquecimento das capacidades mentais de nosso personagem. Sente-se infeliz e aprisionado a uma dívida que não é sua, e sim de seus pais, o que lhe impõe um trabalho que não o gratifica, que o infelicita e o extenua. Essa infelicidade indica ao mesmo tempo rebeldia, inconformismo com sua situação de vida e certa fraqueza ou imaturidade em lidar com as demandas comuns de um adulto.

Gregor Samsa queixa-se dos contatos humanos, que, segundo ele, são dinâmicos, frágeis e inafetivos. É evidente que temos, nessa queixa, uma revelação das dificuldades interpessoais de nosso personagem, além da deficiência em transformar seus contatos em algo satisfatório ou que o realize; ele reclama e responsabiliza os outros, "os humanos", por suas fraquezas. Na medida em que não reconhece sua participação nas dificuldades que enfrenta, fica impedido de promover atitudes que possam contribuir com mudanças positivas e levar a um consequente amadurecimento.

É possível inferir que nosso personagem não apresenta elementos de personalidade que confiram resiliência para o embate normal da existência humana, isso representado pelos esforços e sacrifícios necessários para a realização das tarefas de cuidar de si mesmo, administrando a difícil equação desejos *versus* realidade.

Deparamo-nos, então, com uma pessoa infeliz, submissa e frustrada e que não encontra forças e/ou esperança para alcançar "seu objetivo" – trabalhar mais cinco ou seis anos para pagar uma dívida que não é sua. Assim, o autor prepara nosso personagem, deixando-o pronto para a transformação, metamorfoseando-o em algo inesperado, absurdo, bizarro e tenebroso.

Desabrochou a irreversível metamorfose-doença!

"Como isso pode acontecer?", costumam perguntar o paciente e seus familiares. Nos tempos atuais, o psiquiatra consultado diria que depende de dois fatores, da genética e de experiências vivenciadas pelo indivíduo. Convém lembrar que o indivíduo só adoece de acordo com o que está escrito, preparado em seu código genético.

A psiquiatria conhece bem essas situações que antecedem as crises agudas das doenças mentais. São chamados de "fatores de risco", representam situações de vida que favorecem o início de uma crise em pessoas predispostas. Na esquizofrenia, por exemplo, sabe-se, atualmente, de forma consistente, que o uso de maconha é um forte fator de risco para o início da doença em pessoas predispostas.

Falando sobre a predisposição das doenças mentais, é interessante observar que Kafka apresenta uma situação em que Gregor Samsa herda a dívida dos pais, o que acaba por infelicitá-lo, favorecendo sua transformação em "um inseto monstruoso". Talvez mais ou tão importante quanto a dívida (entendemos aqui fatores situacionais e ambientais necessários para o aparecimento da patologia), existe a herança genética, que obrigatoriamente o personagem recebe dos pais e à qual, evidentemente, não pode se furtar. Vale a pena destacar que a medicina psiquiátrica vem cada vez mais encontrando ou desvendando a relação íntima entre nossa carga genética e os transtornos mentais. Não se aceita, nos dias de hoje, que alguém adoeça sem que tenha uma predisposição genética para tal.

> Gregor assustou-se quando ouviu sua voz respondendo; e era inconfundivelmente a mesma voz de antes [...] só no primeiro momento mantinha a clareza anterior das palavras [...]

> Teria necessitado fazer uso dos braços e das pernas, a fim de se levantar; ao invés delas, no entanto, possuía apenas várias perninhas [...] que ele, além de tudo, não conseguia dominar.

> Como é que uma coisa dessas ataca assim um homem!

Logo ao início de uma crise, ou fase aguda, muitas vezes chamada na medicina de "surto" da doença, o paciente se debate entre reconhecer e negar sua nova e desagradável situação. Ao deparar-se com as modificações em seu funcionamento mental, costuma ficar perplexo, não compreendendo exatamente o que está acontecendo e, outras tantas vezes, achando equivocadamente que está tudo normal.

Eis um momento delicado, de fortes emoções e reações. As atitudes do paciente costumam ser imprevisíveis e ostentam um grau inerente de periculosidade. Podem ocorrer situações de descontrole, agitação e/ou agressividade. Na dependência de como as pessoas próximas, normalmente os familiares, reagem, essa tensa e inusitada situação pode se agravar. Nosso personagem-inseto não demonstra reações hostis, e sim perplexidade e assombro com sua nova "forma de ser", ficando sem iniciativa e atrapalhando-se, confundindo-se ao realizar tarefas simples.

Kafka nos proporciona uma nítida descrição da angústia perante o início da doença; à medida que esta progride e se estabelece, vem uma avassaladora noção da perda de controle sobre a própria vida e das chamadas "faculdades mentais". Para o paciente agudamente atingido pela "metamorfose", tarefas antes realizadas com naturalidade e sem esforço passam a representar atividades quase impossíveis de desempenhar. As tentativas de funcionar, agora, em presença das alterações causadas pela patologia costumam se mostrar confusas, improdutivas e às vezes perigosas.

> Recordou-se de ter sentido já em outras oportunidades alguma dorzinha leve, advinda talvez de uma posição desajeitada na cama, que depois, assim que ele se punha de pé, mostrava ser apenas imaginação; e estava curioso para ver como suas ilusões de hoje se dissipariam aos poucos depois que levantasse.
>
> E por um momentinho permaneceu deitado quieto, respirando bem fraco, como se esperasse do silêncio total a volta das circunstâncias reais e naturais.

Nessas passagens, Gregor demonstra a resistência em reconhecer sua transformação e as limitações decorrentes de sua nova condição, revelando toda a dificuldade para o próprio paciente em perceber e admitir a mudança que a doença traz, especialmente em sua forma abrupta ou aguda. Existe certo desejo, uma ilusão de que em seguida – amanhã – tudo esteja de volta ao normal.

Uma das reações mais comuns do ser humano ao se deparar com uma nova e assustadora condição é negá-la. Kafka, nesse momento, descreve a tentativa do personagem de que sua nova condição se desfaça, acreditando que basta, para isso, que fique parado, como se o efeito pudesse desaparecer e sua saúde fosse recuperada em um passe de mágica.

Em momentos de imenso sofrimento, é próprio do ser humano recorrer ao recurso místico, seja para tentar explicar o incompreensível, para tolerar o sofrimento da tragédia vivida ou, pior ainda, para buscar formas de encarar e lidar, ou tratar o problema. Nós, psiquiatras, conhecemos bem as ocasiões em que, na situação de uma crise aguda, foi inicialmente procurado o recurso místico-religioso antes do tratamento médico, muitas vezes retardando-o e colocando em risco o paciente e sua família.

A resistência e a negação da ocorrência da metamorfose-doença são, como afirmado anteriormente, reações próprias e comuns ao tremendo impacto que essa situação causa no indivíduo e em sua família. Porém, é importante destacar que são reações que impedem o reconhecimento da necessidade de abordagem adequada ante o desafio imposto pela patologia e que, nesse sentido, são prejudiciais, pois retardam a busca por recursos terapêuticos adequados.

> – Gregor, o gerente está aqui. – Sim, eu sei – disse Gregor baixinho; mas não ousou levantar a voz [...]

> [...] escutou o gerente soltar um "Oh!" alto, [...] logo depois ele apertava a mão contra a boca e recuava devagar [...]

> O pai cerrou o punho com expressão hostil, como se quisesse empurrar Gregor de volta ao quarto, depois olhou a sala em volta de si, inseguro; em seguida levou as mãos aos olhos, cobrindo-os, e chorou, a ponto de fazer seu peito poderoso sacudir-se num frêmito.

> A mãe deu um salto repentino para cima, estendendo os braços bem para o alto, esticando os dedos e gritando: – Socorro, pelo amor de Deus, socorro!

Primeiro vem o susto, a perplexidade, a incompreensão de que "aquilo esteja realmente acontecendo". "Isso não pode estar acontecendo com meu filho, com minha família, não sei o que fazer." A primeira crise de uma doença psiquiátrica grave pega todos desprevenidos, e, nessa situação de emergência, serão requeridas atitudes para fazer frente a essa nova realidade; será um desafio para a família e para seus recursos mentais.

Costuma ocorrer uma revelação da dinâmica predominante entre os participantes desse drama causado pela "metamorfose/doença". Kafka brilhantemente nos coloca diante de um Gregor confuso, inseguro e de um pai agressivo. Algumas vezes, a reação de um dos pais ou parente próximo ao paciente psiquiátrico recentemente adoecido e incapacitado de suas reações e atos normais é de hostilidade e de raiva. Quando o gerente que se encontra na casa de Gregor para saber por que ele não foi trabalhar naquela manhã percebe sua transformação, sai correndo, e o pai tenta "enxotá-lo de volta para o quarto".

> Nenhum dos pedidos de Gregor adiantou, nenhum dos pedidos sequer foi entendido; e quanto mais inclinava a cabeça mostrando-se humilde, tanto mais forte o pai sapateava no chão.

> Inexorável, o pai o empurrava para trás emitindo silvos como se fosse um selvagem. [...] e a cada instante a bengala na mão do pai o ameaçava com um golpe fatal nas costas ou na cabeça.

Depois vem a vergonha, a humilhação e a frustração. Perigosas emoções. Costumam complicar a situação de um paciente e seu grupo familiar, que, nessa circunstância de crise, necessitam de ajuda e força para enfrentar o desafio que representa uma doença psiquiátrica grave.

E, por fim, o preconceito pode se reunir nessa confusa sinfonia que é a crise. O autor, inúmeras vezes, apresenta comentários dos familiares no sentido de não mais reconhecerem em Gregor as características da condição humana, pois se transformou em algo repulsivo. Passa a ser tratado como animal, como bicho, e vai piorando, sendo definido na parte final do livro como "monstro" e como "coisa".

Nos primeiros momentos após a metamorfose, Gregor Samsa vai conhecendo as limitações impostas por sua nova condição.

> Uma de suas perninhas, aliás, fora ferida com gravidade no curso dos acontecimentos matutinos [...]

> [...] mas, sobretudo porque não gostou nem um pouco do leite, que antes era sua bebida preferida [...]

> Mas o quarto alto e vazio, no qual era obrigado a ficar deitado de bruços no chão, causava-lhe medo, sem que ele conseguisse descobrir a causa, visto que o quarto era seu e nele habitava há cinco anos [...]

Observamos, aqui, a habilidade de Kafka em demonstrar a surpresa e a tentativa de reconhecer e entender as transformações promovidas em seu personagem. A transformação, além de extremamente grave, pois o impede de locomover-se e relacionar-se normalmente, é também assustadora, chegando a não se reconhecer como humano, não gostar nem tolerar seu então alimento preferido e sentir-se amedrontado em seu próprio quarto.

Essas referências nos remetem facilmente à compreensão de parte das vivências assombrosas dos pacientes portadores de transtornos psicóticos em seus quadros agudos ou de reagudização. Ocorrem alterações intensas no reconhecimento da realidade, que fica altamente sujeita a distorções perceptivas e cognitivas, oferecendo uma nova condição para o paciente, um universo desfavorável, amedrontador e perigoso. Tudo isso representa um enorme desafio para uma mente já em processo de disfunção, com seus recursos reagindo de forma deficiente e precária. Ajuda-nos a entender a imprevisibilidade e a miríade de comportamentos desconexos que os pacientes psiquiátricos apresentam na vigência desses quadros patológicos.

As reações da família

> Não se ouviu a porta bater, fechando; sem dúvida deixaram-na aberta como costuma acontecer em casas nas quais sucedeu uma grande desgraça. [...] talvez a irmã também quisesse poupá-los de mais uma pequena tristeza, uma vez que eles de fato já sofriam o suficiente.

> Já bem cedo na manhã seguinte a irmã o descobriu [...] e assustou-se de tal maneira que, sem lograr conter-se, voltou a bater a porta com força antes mesmo de entrar.

Gregor metamorfoseado em nosso paciente psiquiátrico causa vários sentimentos e reações em sua família. Existe, na família, um primeiro impacto e um arranjo para fazer frente à nova realidade. Inicialmente aproximam-se e conversam "baixinho" sobre como enfrentar essas mudanças que os afetam diretamente.

Em algumas passagens, Kafka descreve a dificuldade da irmã em relacionar-se com seu irmão, agora adoecido-metamorfoseado.

> Toca os objetos dele com um pano, tem nojo de entrar em seu quarto e lidar com sua alimentação. A empregada da família, ao tomar conhecimento do fato-tragédia ocorrido, cai de joelhos e implora a sua demissão. Que agradece debaixo de lágrimas, como se estivessem lhe prestando o maior favor do mundo, e fez, sem que ninguém lhe pedisse, o solene juramento de não contar a ninguém o mínimo que fosse. A irmã fazia todos os esforços possíveis para apagar ao máximo o aspecto penoso daquilo tudo [...]

O conflito experimentado pela irmã de Gregor é aqui brilhantemente descrito por Kafka. A irmã era com quem Gregor melhor se relacionava, tinha por ela o carinho que normalmente se sente pela irmã mais nova, e ainda projetava poder ajudá-la em seu sonho de estudar música. Com o advento de sua metamorfose-doença, a irmã assume a função de aproximar-se e cuidar dele, nenhum outro componente da família se dispõe a realizar essas tarefas. Todavia, ela o faz com bastante esforço e, além de não compreender o que ocorreu, sente muita dificuldade em encontrar, permanecer ou atender minimamente as necessidades do irmão. O autor nos leva a entender que a irmã sofria ao entrar mesmo que rapidamente em contato com ele em seu estado transformado, chegando até a passar mal.

Ele estava em uma situação que era insuportável tanto para ela como para os pais. Gregor é excluído e encarcerado. E nem mesmo representava uma real ameaça à família.

> Nas duas primeiras semanas os pais não conseguiram vencer a própria resistência em chegar até ele [...] A mãe, aliás, até pretendia visitar Gregor um pouco, mas o pai e a irmã impediram-na de fazê-lo. [...] Mais tarde, no entanto, passou a ser necessário retê-la à força, e quando então ela gritava: "Deixem-me ir até Gregor, ele é meu filho infeliz!".

> [...] que abandonamos qualquer tipo de esperança numa melhora, largando-o à própria sorte? Acredito que melhor seria procurarmos manter o quarto exatamente no estado em que se encontrava antes, a fim de que Gregor, quando voltar a nós, encontre tudo do jeito como estava e possa esquecer de modo mais fácil de tudo o que aconteceu nesse meio tempo.

A mãe do paciente psiquiátrico agudamente adoecido, transformado em algo assustador, psicótico, é apresentada como afetuosa, porém fraca perante a posição dominadora do marido. Nesse ponto, Kafka pode estar fazendo analogia à sua própria condição, como descrito por vários analistas de sua vida e obra; mas, deslocando, mais uma vez, para a psiquiatria, encontramo-nos com o comum conflito familiar, especialmente vivido pelas mães que duelam com a culpa inevitável quando se deparam com o filho adoecido.

Kafka vai além, aprofundando-se na dinâmica familiar agora adoecida, demonstrando os esforços entre a negação, a resignação e a aceitação da mudança ocorrida, o desespero, a hostilidade, a pena e a raiva, sentimentos estes presentes e cambiantes na dependência do momento e do contexto vivido pelos personagens desse drama humano.

"A mãe, no entanto, não estava acostumada à visão de Gregor, que poderia até fazê-la ficar doente [...]" Acreditamos, nesse momento, que Kafka radicaliza na dificuldade de aceitação do personagem-paciente por parte de sua mãe. Acontece frequentemente, a despeito de todo sofrimento e frustração vividos pelas genitoras, que elas conseguem superá-los, mesmo que parcialmente, e tentam aproximar-se e procurar ajudar o filho adoecido, até nas piores situações, em que não compreendem suas expressões, emoções, comunicação ou comportamentos agora distorcidos pela doença.

Claro que isso não é uma regra; algumas vezes, quem assume esse papel-tarefa de aproximação com o doente é outro membro da família. Pode ocorrer, como consequência das transformações, que alguns membros tolerem menos ou até passem a francamente hostilizar o paciente, como se a transformação patológica vivida por ele fosse uma ofensa de caráter pessoal e dirigida com a finalidade de prejudicar o outro. A isso chamamos, na psiquiatria, de "ferida narcísica", em que existe uma incapacidade de colocar-se no lugar do outro, no caso, o familiar adoecido, não havendo reconhecimento do problema e da dor que a outra pessoa está enfrentando. A doença do outro é vivenciada como uma afronta pessoal, sendo reconhecidos apenas os problemas que está trazendo para sua própria vida, seu próprio ego.

A compreensão de que o filho adoeceu e não mais poderá alcançar as realizações sonhadas e ser motivo de alegria e orgulho para a família pode significar uma frustração de grau muito elevado. Alguns familiares ou, como descrito nesse conto, a família toda não toleram essa nova realidade imposta pela metamorfose-doença.

> [...] a mãe gritou, antes mesmo de ter consciência de que aquilo que ela via era Gregor, em voz áspera e esganiçada: – Ah, meu Deus! Ah, meu Deus! – e caiu de braços abertos [...]

> – A mãe desmaiou, mas agora já está melhor. Gregor fugiu. Para Gregor estava claro que o pai havia interpretado mal a informação demasiado curta da irmã, acreditando que Gregor era culpado de ter cometido algum ato de violência.

> Gregor forçou sua entrada pela porta [...] foi aí que seu pai lhe desferiu um violento golpe por trás [...] e ele voou, sangrando em abundância, quarto adentro.

Com uma clareza cristalina, Kafka nos transporta para um dos principais riscos existentes no âmbito familiar quando seus membros se deparam com o desespero e o drama da doença aguda e grave. Vale destacar que, nesse instante, a família já está compreendendo que a doença, a tal da metamorfose, veio para ficar, isto é, não existe tratamento que faça as coisas ou a vida voltarem ao que eram anteriormente. Aqui se estabelece um paralelo com várias patologias psiquiátricas crônicas e debilitantes, como a esquizofrenia e outras doenças psicóticas, certos quadros de transtorno bipolar, obsessivo-compulsivo, pânico, algumas fobias e os quadros invasivos do desenvolvimento (chamados atualmente de espectro autista), até certos transtornos *borderline* da personalidade.

Assim que ocorre a revelação da transformação de Gregor em algo "chocante", a família fica perplexa, não sabe como agir ou que atitudes tomar. Todavia, Kafka já destaca a presença inicial da hostilidade e do desejo de que o metamorfoseado-adoecido desapareça. Inclusive sendo merecedor de sérias reações agressivas por parte de seu pai.

O desfecho ou a depressão final

> [...] apesar de sua atual figura, tristonha e repulsiva, era um membro da família que não devia ser tratado como um inimigo, mas diante do qual o mandamento do dever familiar impunha engolir a aversão e suportar, nada mais que suportar. E mesmo que Gregor agora tivesse perdido, provavelmente para sempre, alguns de seus movimentos por causa da ferida, e de momento se comportasse como um velho inválido [...]

Podemos relacionar agora que nosso personagem-coisa-metamorfoseado já se acostumou com sua situação desfavorável e limitada; juntamente com essa adaptação sobrevém a depressão. Porém, chama mais a atenção o fato descrito por Kafka de que parte do sofrimento de Gregor é fruto da agressão que o pai lhe causou, resultando na ferida que permanentemente carrega nas costas. Para a família, Gregor representa um fardo e muita vergonha, e, na falta de melhor chance, isto é, esperança de melhora, dada sua cronicidade na doença-metamorfose, só resta realizar esforços no sentido de reduzir os sentimentos de raiva, aversão e procurar suportar.

À medida que o autor deixa clara a condição crônica da mudança de Gregor, duas situações vão se delineando: o sofrimento do personagem-inseto que o encaminha para um grave quadro melancólico e as acomodações que a família se vê obrigada a realizar. Apesar de algumas dessas mudanças apresentarem um caráter positivo, como o fato de o pai voltar a trabalhar, a maioria delas parece aumentar os sentimentos de rejeição e de hostilidade para com Gregor.

"Quem tinha tempo de se preocupar com Gregor, mais do que o estritamente necessário, nessa família sobrecarregada e esgotada?"

Aos poucos, Kafka nos prepara para o terrível desfecho desse drama familiar. A condição de depreciação da dinâmica do grupo familiar vai ficando cada vez mais bem definida. Como ocorre com muitas famílias, à medida que a perspectiva de melhora se desfaz e necessita se habituar a conviver, a lidar com seu integrante adoecido e incapacitado, surgem os sentimentos e pensamentos desfavoráveis em relação ao ser transformado agora em um fardo para os demais familiares. O autor intensifica essa condição ao fazer de Gregor o único elemento provedor de toda a família.

Observamos que vai acontecendo concomitantemente uma transformação na relação com o irmão doente, passando a ser fonte apenas de sentimentos ruins. A família tem completa vergonha de Gregor e passa a escondê-lo em casa, evitando que seja visto por qualquer outro personagem. Nessa altura, as provações que a família passa ficam por conta da desgraça que o irmão causou a ela, provocada por sua "infeliz transformação". Um exemplo disso é o fato de que a família, para adaptar-se à nova condição de privações causada por Gregor, precisa alugar quartos para três inquilinos, e todos, o pai, a mãe e a irmã, passam a trabalhar. Tudo isso vem a ser contabilizado como prejuízos e ofensas que a transformação-doença provocou, e o responsável é o paciente.

> Queridos pais – disse a irmã, e bateu a mão sobre a mesa em forma de introdução –, assim não dá mais. Não quero pronunciar o nome de meu irmão diante desse monstro e por isso digo apenas o seguinte: temos de procurar um jeito de nos livrar dele.
>
> – Nós temos de procurar nos livrar disso – disse a irmã, agora dirigindo-se apenas ao pai, [...] – Isso ainda vai acabar matando nós dois, [...] eu também já não aguento mais.

Lamentavelmente, encontramos aqui um exemplo nítido de como a família não consegue absorver de forma adequada o sofrimento e as restrições trazidas pela mudança que uma doença grave e limitante traz. Essa família kafkiana revela sua debilidade em termos de saúde emocional projetando no paciente, na pessoa agora adoecida, suas mazelas e problemas. Assim, além de responsabilizá-lo pela desgraça da família, passam a justificar suas atitudes de hostilidade e abertamente consideram que a vida seria melhor sem a presença de Gregor. Em vez de compartilhar, acolher e ajudar o familiar adoecido, passam a vê-lo como algo que deveria ser eliminado.

A figura do pai continua promovendo agressões a Gregor, e, para piorar a situação de nosso personagem-paciente, no decorrer da evolução de seu quadro, a irmã, que antes razoavelmente o tolerava e o atendia, junta-se e até estimula o pai na campanha de agressões ao irmão adoentado.

> Logo depois voltava a não ter a mínima disposição para se preocupar com sua família, apenas sentia ódio pelos maus-tratos a que era submetido [...]

Vemos aqui que o próprio paciente identifica que se tornou "um grave problema" para a família e reage inicialmente com tristeza. À medida que é desprezado e hostilizado, passa, por sua vez, a reagir também com sentimentos de raiva e ódio em relação aos seus antes entes queridos. Esse quadro, delineado na forma de um paciente psiquiátrico agudo e gravemente adoecido, tende a se agravar e complicar com novos e perigosos desdobramentos.

É importante ter em mente que Gregor enfrenta graves conflitos internos e externos e encontra-se sem recursos emocionais para tanto. O fardo da doença, seus sintomas, seus prejuízos e sua incapacitação desgastam nosso personagem, tudo piorado pela conduta inadequada da família de sistematicamente rechaçá-lo.

O que pode advir desse cenário?

> Gregor passava as noites e os dias praticamente sem dormir nada.
>
> Agora Gregor não comia mais nada.
> [...] ainda que depois de tais caminhadas ele se sentisse morto de cansaço e de tristeza, ficando imóvel durante horas.

[...] nem sequer entendeu como havia feito, quase sem o perceber, o mesmo caminho há pouco, dada a sua fraqueza.

Os critérios diagnósticos para um episódio depressivo maior segundo o *Manual diagnóstico e estatístico de transtornos mentais* (DSM-5) estão preenchidos. A tristeza, a alteração dos ritmos biológicos – sono e alimentação –, a fadiga e o cansaço e finalmente as alterações motoras (destacadas como fundamentais na nova versão do DSM) descrevem um quadro evolutivo desfavorável para nosso personagem. Precisa ser acrescentado o critério "desejo recorrente de morte", que Kafka vai desenvolvendo de forma cada vez mais firme e presente na vida de Gregor transformado em "coisa doente".

A psiquiatria conhece, respeita e teme essa situação. Boa parcela de nossos pacientes experimenta, em algum momento de sua caminhada de enfretamento, de luta com a doença, o risco de suicídio. Esse momento depressivo que o autor caracteristicamente promove em Gregor é da maior importância e costuma ocorrer mesmo em quadros tratados adequadamente e atendidos por famílias mais bem estruturadas.

Vários aspectos concorrem para a existência da depressão após crise aguda e a complicam. A não aceitação da patologia, a incapacidade de recuperação, a tristeza de ser incompreendido, a rejeição por parte dos outros e a noção das limitações impostas pela patologia costumam ocorrer e podem ser desastrosas. Muitas vezes, esse contexto mórbido se agrava ainda mais, na medida em que o paciente reconhece que sua nova e desfavorável situação de doente o difere de seus iguais, porque está impossibilitado pelos sintomas de trabalhar, estudar, produzir e participar da vida normal, como antes fazia. Gregor nos oferece um exemplo muito claro desse panorama patológico.

> Ele já temia, com certa segurança, o instante seguinte, em que uma avalanche geral seria descarregada sobre ele; e apenas esperava.
>
> [...]
> Em seguida, sem que ele o quisesse, sua cabeça inclinou-se totalmente para baixo e das suas ventas brotou, fraco, o último suspiro.
>
> Qual a razão para continuar vivendo? Nem mesmo minha família me quer, sou um pesado fardo para eles. Represento um problema e causo sentimentos de vergonha e humilhação para

meus pais e minha irmã, que acham melhor me encarcerar e esconder.

É o fim!

Kafka nos proporciona de maneira bastante clara e precisa a infelicidade extrema de Gregor. Raiva, impotência, tristeza e limitações se reúnem para conduzir nosso paciente ao "corredor da morte". No fim, é como se ele não mais fizesse parte da família; sua metamorfose não foi compreendida e muito menos aceita.

Ele falece!

Kafka pontua e revela a intolerância que sofrem os metamorfoseados. O preço é alto para aqueles que acabam falindo ante as exigências da existência. É como se a própria condição humana, recheada de falibilidades e possibilidades de adoecimento, fosse negada, ou melhor, as máculas do ser só são permitidas até certo ponto.

Humanos, não se atrevam a adoecer de maneira a nos envergonhar e a embaraçar os seus. Especialmente com doenças que desafiam nosso entendimento, pervertem a lógica das coisas e afastam-se da realidade compartilhada.

Gregor Samsa acaba sendo vítima de duas situações: ser metamorfoseado-adoecido de forma aguda e definitiva e da intolerância dos familiares ante sua mudança. O autor é mestre em apresentar essas duas condições humanas: a falibilidade do ser e as reações por parte das pessoas de rechaço pelo enfraquecido-adoecido. Infelizmente, ainda hoje, boa parcela das doenças psiquiátricas, se não todas, promove uma condição na qual o portador da patologia não recebe solidariedade ou simpatia pelos demais. Normalmente, sente que incomoda, que é fonte de vergonha e humilhação para a família e sofre pelas atitudes intolerantes dos que o rodeiam.

22
A CASA DAS BELAS ADORMECIDAS E MIL TSURUS
de YASUNARI KAWABATA

Alexandre Saadeh
Táki Athanássios Cordás
Daniel Martins de Barros

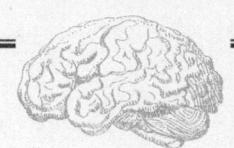

Quando Yasunari Kawabata ganhou o Prêmio Nobel de Literatura, em 1968, muitos japoneses, embora bastante admirados, não entendiam como um escritor "tão japonês" pudesse ser reconhecido internacionalmente.

Filho de médico, Kawabata teve pouquíssimo contato com os pais. Aos 4 anos, ficou órfão e foi morar com os avós paternos, mas sua avó morreu quando ele tinha 7 anos, e o avô, quando tinha 14. Novamente, foi levado para outro lar, a casa de uns tios, e depois, a um colégio interno. Não é por acaso que a solidão e a angústia estão presentes em sua obra. Além dessa temática, a psicologia feminina foi alvo constante de sua literatura – seu discurso de premiação do Nobel foi intitulado "Japão, o belo e eu".

Embora alguns de seus livros já viessem sendo traduzidos no Ocidente desde 1942, como *A dançarina de Izu* (em edição alemã) e, posteriormente, *Mil tsurus* (em edição inglesa, de 1959), as vendas não corresponderam à magnitude do prêmio. Tal insucesso, por anos, inibiu novas traduções. Sua premiação teria provavelmente aberto o caminho para a premiação de Tanizaki e Mishima, se ambos não tivessem morrido, e deve ter influenciado a posterior escolha de Oe (também incluso neste livro), em 1994.

Kawabata foi muitas vezes cobrado por não ser um autor engajado politicamente, preferindo ser um autor de "flores e borboletas", como pejorativamente foi chamado, agredindo a escuta extremamente poética de todas as suas obras.

Após receber o Nobel, Kawabata praticamente nada escreveu.

Em 16 de abril de 1972, o homem que tão bem descreveu a beleza da natureza no Japão, suas mulheres, seus velhos e sua arte, cometeu suicídio inalando gás em seu apartamento em Hayama. Não deixou nenhuma carta sobre os motivos que o levaram ao ato.

A casa das belas adormecidas

POR QUE LER?

O texto revela os encontros de Eguchi, um senhor de 67 anos, com belas jovens adormecidas, em uma casa específica para esses encontros de velhos senhores impotentes com jovens mulheres dormindo.

É um texto poético que revela os pensamentos e as vivências de Eguchi nos quatro encontros com diferentes garotas adormecidas e, no quinto e último, com duas jovens muito diferentes entre si.

Diferentemente dos textos de formação, este é um livro de "desconstrução". Percebemos a formação de Eguchi como homem por meio de suas lembranças das mulheres de sua vida, inclusive sua filha, e de seus contatos com as jovens adormecidas.

O texto é sutil, sublime e encantador em suas descrições e realista na visão da disfunção erétil e das próprias relações afetivas e sexuais estabelecidas entre homens e mulheres. É nessa interface e nesse jogo de palavras que se mantém o texto. A disfunção erétil substituída pelo toque sutil e delicado, proporcionando mudanças nas reações femininas; a satisfação que o erótico, e não o sexual explícito, pode dar a um homem.

Mas o mais interessante do texto é a relação estabelecida entre homem e mulher, o jogo que existe e as dificuldades de interação. Com uma jovem dormindo, é possível, para o senhor Eguchi, rever todas as suas mulheres e as dificuldades em relação a elas.

Parece que só quando tem total poder sobre a vida de uma mulher é que ele pode ser, relaxar e dormir, fazendo essa opção de maneira consciente. É com as mulheres dormindo que pode entendê-las e não se sentir ameaçado; nao tendo de cumprir um papel esperado por elas e por ele mesmo.

No fim, quando obnubilado pela medicação para dormir, Eguchi relembra da mãe como a primeira mulher de sua vida e, depois, de sua esposa. Ao acordar, ainda sonolento, descobre que uma das jovens está morta, exatamente aquela com aroma marcante e forte, quente e escura. Mas volta a encontrar a beleza da jovem clara a dormitar e pergunta-se sobre o fim dado ao cadáver da outra.

Pode-se fazer a leitura de que, para um homem impotente, enfrentar a mulher em seu apogeu é algo impossível, pois não tem como encará-la nem ser alguém de valor para o mundo e para ela. Só com a mulher adormecida é que algo será possível. A destrutividade masculina também se mostra na figura da morte onipresente. A opressividade da castração (impotência) que sofre um homem ante a mulher e a si mesmo só pode ser compensada pela inconsciência feminina e pelo toque erótico e sensível dado por um homem, quase como um bebê ao tocar o seio materno, que nutre e dá afeto.

Mil tsurus

POR QUE LER?

Outro embate entre um homem inserido no universo feminino e as mulheres que é revelado impiedosamente. O único personagem masculino real e concreto em *Mil tsurus* é Kikuji, 25 anos, filho do Sr. Mitani, que, mesmo casado, teve duas amantes. A primeira, Chikako, tem uma mancha no seio (marca de sua maldade?). A segunda, senhora Ota, é viúva de um amigo e teve o caso com ele apesar de conhecer sua esposa – as duas se odiaram por muito tempo, mas reataram a convivência.

As tramas, as manipulações, as mentiras e a dominação feminina mostram-se explícitas na figura onipresente de Chikako, que tenta de várias formas levar Kikuji a se casar com Yukiko, filha da senhora Inamura, a que usa o lenço de *tsurus*.

A figura culpada da senhora Ota, viúva, relaciona-se sexualmente com Kikuji e depois morre, fato que possibilita um contato maior entre sua filha Fumiko e o rapaz. Contato controlado por Chikako, como se fosse uma sombra.

Ela, Chikako, está sempre presente e manipulando todos. É contra ela que Kikuji se posiciona nas interações com todas as mulheres ao longo do texto. É uma relação não consumada de ódio e procura, na qual, quando se encontram – e esperam e buscam esse encontro –, configuram um jogo de manipulação e de destruição dessa maneira de agir, que nunca dá certo, não funciona de forma adequada. Já com a senhora Ota, apesar de ter sido amante de seu pai, Kikuji redescobre as cerâmicas utilizadas na cerimônia do chá.

É a partir dela que retoma seu pai, o que culmina em sua relação com Fumiko, que tinha pelo senhor Mitani uma adoração quase incestuosa. Na teia feminina estabelecida sobre o masculino é que se desenvolve essa trama. Kikuji redescobre o pai e sua própria autonomia a partir das histórias vividas por esse pai com as mulheres com quem se relacionou.

A descrição das cerâmicas utilizadas na cerimônia do chá, algumas finas e delicadas, outras grosseiras, dá a entender a masculinidade intrínseca a algumas (*karatsu*) e a feminina de outras (*shino*). A comparação das diferenças evidentes entre as cerâmicas e entre os universos feminino e masculino permeia cada página do livro. É a partir dessa metáfora que se estabelece o masculino (senhor Mitani, Kikuji) e o feminino (todas as mulheres).

Usando a suavidade e a sutileza da descrição da cerimônia do chá e seus utensílios, Kawabata nos envolve nesse texto denso e rico de detalhes em que a capacidade de manipulação feminina chega ao extremo de não sabermos se, após dar sua castidade a Kikuji, Fumiko, filha da senhora Ota, suicida-se ou não.

Resta aos homens a solidão de não possuir – ou o consolo da fantasia de ter possuído – uma mulher. Seres inacessíveis e ausentes. Como a cerâmica que se quebra e fragmenta.

23

O ANJO RAFAEL
de MACHADO DE ASSIS

Daniel Martins de Barros

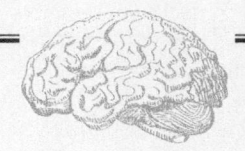

"Machado de Assis é uma espécie de milagre, outra demonstração da autonomia da genialidade literária em relação ao tempo e lugar, política e religião, e todas aquelas outras contextualizações que se acredita falsamente serem determinantes para os dons humanos", afirma o professor Harold Bloom, um dos mais respeitados críticos literários contemporâneos.

Quando levamos em conta a biografia de Joaquim Maria Machado de Assis, rica em elementos adversos, como o fato de ter nascido pobre em um país periférico, ser mulato e neto de escravos em uma nação ainda escravocrata e racista, gago e epilético, sem acesso a boas escolas e não tendo jamais frequentado a Universidade, e contrapomos a ela a riqueza e a profundidade de sua obra, não sobra muito espaço para discordar de Bloom.

Nascido em 1839, filho do operário Francisco José de Assis e de Maria Leopoldina Machado de Assis, ficou órfão de mãe aos 10 anos, e seu pai nunca pôde arcar com estudos regulares para o menino.

Com 14 anos, publicou o primeiro soneto, "À Ilma. Sra. D.P.J.A.", talvez não casualmente no *Periódico dos Pobres*. Dois anos depois, em 1856, ingressou como aprendiz de tipógrafo para a Imprensa Nacional, a partir daí galgando posições na imprensa da época e inserindo-se em um círculo mais abrangente de artistas e intelectuais.

Sua obra passa pelo teatro, pela poesia, pela crônica, pelo romance e pelo conto, sendo que seu ápice como escritor se manifesta neste último gênero.

A produção romanesca se divide em dois períodos claros, o primeiro indo de *Ressurreição*, publicado em 1872, até *Iaiá Garcia*, de 1878, com obras influenciadas principalmente pelo Romantismo. A partir de 1881, com a publicação de *Memórias póstumas de Brás Cubas*, considerado o romance introdutor do Realismo no Brasil, sua produção se aproxima definitivamente dessa escola.

Em 1897, foi eleito o primeiro presidente da Academia Brasileira de Letras, que ajudou a fundar. E ainda publicaria três romances – entre eles o fundamental *Dom Casmurro* – e duas coletâneas de contos antes de falecer, em 1908.

POR QUE LER?

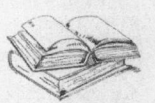

"O anjo Rafael" é um conto de Machado de Assis que não foi, em sua época, publicado em livro, sendo uma contribuição para o *Jornal das Famílias* no ano de 1869. Escrito bem ao estilo folhetinesco, a história é urdida de maneira a envolver o leitor na mesma atmosfera de mistério que vai cercando o Dr. Antero. O clima criado por Machado, com a figura do pai louco que se isola com sua filha, alienando-a do contato social e por fim contagiando-a com seus delírios, faz desse conto a primeira descrição de um transtorno mental que só viria a ser relatado na literatura médica quase uma década depois.

Os sintomas do pai retomam a figura da monomania, já abordada na crônica sobre a fuga do hospício, aqui novamente descrita com perfeição pelo autor – ideias delirantes de conteúdo bizarro atingindo um indivíduo no mais preservado em seu raciocínio: o coronel Tomás era um exemplo acabado de monomaníaco, que hoje chamaríamos de delirante persistente.

Por ter-se isolado do mundo com sua filha, sobre quem exercia papel de autoridade, Tomás acaba por contaminá-la, por assim dizer, com sua loucura, e Celestina passa a acreditar piamente que seu pai é de fato um anjo, compartilhando de seu delírio. Essa "loucura contagiosa" seria descrita pela primeira vez somente em 1877, por Ernest-Charles Lasègue e Jean Pierre Falret, em um artigo denominado "La folie à deux ou folie communiquée" ("A loucura em dupla ou loucura transmitida"). Embora o nome oficial, dado pela *Classificação internacional de doenças*, seja, hoje, "transtorno delirante induzido", o nome *folie à deux* ainda é amplamente utilizado, sendo o mais conhecido internacionalmente. Os critérios diagnósticos originais postulados por eles eram: uma síndrome prevalente entre mulheres vivendo confinadas em maior ou menor grau, marcada pelo aparecimento de sintomas psicóticos coincidentes nos membros da família, quando vivendo juntos; sintomas psicóticos em duas pessoas em estreita associação; e transmissão de sintomas psicóticos de uma pessoa doente para uma ou mais pessoas saudáveis, que passam a atuar em função dos sintomas. Oito anos antes da primeira descrição oficial do transtorno, portanto, Machado de Assis já fazia um relato de caso, minucioso e preciso, incluindo todos os critérios que viriam a ser adotados para tal diagnóstico. Ainda além, ele descreve bem o prognóstico, pois o indivíduo doente, chamado de "indutor", necessita de tratamento para melhorar, ao passo que ao indivíduo receptor basta o afastamento do indutor, detalhe que não escapou a Machado.

Existem ao menos duas menções anteriores a crenças delirantes compartilhadas: em 1651, William Harvey citou mulheres que sentiam estar possuídas por espíritos quando conviviam com alguém que se acreditava também possuído, e, em 1658, Kenelm Digby relatou o caso de uma viúva melancólica que contaminou suas empregadas também com a ideia de possessão. No entanto, tais descrições não podem ser rigorosamente consideradas relatos de *folie à deux*, pois são muito sucintas, não cobrem os critérios diagnósticos e apresentam um viés cultural que não permite diferenciá-las de transtornos de possessão, como os descritos na *Classificação internacional de doenças*, pois, diferentemente da psicose induzida, na qual o indivíduo passa a acreditar no mesmo delírio do psicótico, as mulheres de tais relatos acreditavam estar, elas mesmas, sob controle espiritual.

Esse não é o primeiro quadro clínico descrito por escritores antes de sua formalização científica: Jonathan Swift fez a primeira descrição da doença de Alzheimer em *As viagens de Gulliver*; Charles Dickens descreveu o quadro de apneia do sono associada a obesidade séculos antes dos médicos em *The Pickwick Papers*; e alguns distúrbios sensoriais ligados à enxaqueca são chamados de "síndrome de Alice no País das Maravilhas", em razão das imagens descritas nessa obra por Lewis Carroll (que sofria de enxaqueca).

Se ainda hoje o conto de Machado é capaz de envolver com o clima de mistério e assombro, imagine-se quando de sua publicação, época em que a *folie à deux* não era sequer um diagnóstico formal. Talvez essa antevisão de Machado seja o maior motivo de assombro ainda hoje.

24

MORTE EM VENEZA
de THOMAS MANN

Paulo Mattos
Táki Athanássios Cordás

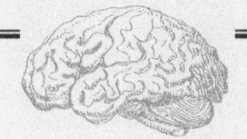

Filho de um comerciante alemão e de uma brasileira, Thomas Mann recebeu o Prêmio Nobel de Literatura em 1929. Há, na justificativa do prêmio (sempre apresentada abaixo da foto e do nome do laureado no *site* oficial do Instituto), uma curiosa alusão à obra *Buddenbrooks*, que Mann escreveu aos 25 anos de idade. Além de o discurso da cerimônia aludir de modo quase telegráfico a *Montanha mágica*, de 1924 (em que ele expressa sua simpatia pelos então inéditos movimentos democráticos), e a *Morte em Veneza*, de 1912, obras muito mais conhecidas, é digna de nota a *redação* da justificativa oficial sobre a escolha de seu nome. Verifica-se que o advérbio "principalmente", em "principalmente por seu grande romance, *Buddenbrooks*", aludindo a uma obra específica, não é utilizado em nenhuma outra ocasião do mesmo modo, desde 1901(!) até a presente data, ou seja, por mais de um século desde o primeiro laureado. A única outra vez em que o termo foi utilizado, tinha um sentido diferente: "principalmente por suas descrições poderosas [...]", aludindo à laureada de 1928. Assim, a justificativa oficial parece querer assegurar que o comitê *não* o escolheu por conta dos "outros" livros. Como escreveu Guimarães Rosa, "a linguagem e a vida são uma coisa só". A pretensão deste capítulo é comentar essa obra de Mann sob a ótica da chamada "questão homossexual".

POR QUE LER?

A escrita de *Morte em Veneza*, publicado em 1912, é complexa, embora o enredo seja relativamente simples. Gustav von Aschenbach é um escritor famoso, viúvo, que mora em Munique. Não tem relacionamentos próximos e decide viajar. Inicialmente, parte para outros destinos e, por fim, decide ir a Veneza. No hotel onde se hospeda, encontra uma família de poloneses, com três meninas e um menino de 14 anos, Tadzio, que imediatamente o arrebata com sua extrema beleza. Após observá-lo na manhã seguinte, Gustav volta ao hotel e contempla, com profundo desgosto, os sinais de velhice em si mesmo. Embora tivesse decidido partir no próximo dia, o extravio de suas malas por ocasião da partida fá-lo voltar ao hotel e, após recuperá-las, decidir permanecer mais tempo em Veneza e próximo a Tadzio, algo que o reconforta e inquieta ao mesmo tempo. Gustav passa a seguir o menino por Veneza, observando-o sem jamais trocar uma palavra com ele. Certa noite, ao encontrá-lo inesperadamente, recebendo um sorriso como cumprimento, Gustav diz para si mesmo: "Eu te amo". Ao fim de algumas semanas, toma conhecimento da epidemia [de cólera] que assola a cidade, mas decide não ir embora. Com o intuito de parecer mais jovial, o protagonista passa a usar roupas mais coloridas, pintar o cabelo e usar *rouge* (algo que antes o repugnava). Embora Tadzio perceba que Gustav o segue ativamente, nada diz a sua família. O protagonista, por sua vez, passa a imaginar a relação de ambos à semelhança daquela entre Sócrates e Phaedrus, "expressão do amor platônico ideal". Na parte final do livro, na praia do hotel, Gustav vê Tadzio e seus amigos brincando e depois lutando; Tadzio olha em direção ao protagonista sabendo ser observado por ele e depois se distancia. Gustav ensaia ir a seu encontro, porém, já debilitado pela doença, cai e morre, em uma cena imortalizada por Visconti em seu filme.

A homossexualidade é, provavelmente, um dos tópicos mais marcantes na história da psiquiatria, motivo de embates acalorados por ocasião da decisão de sua retirada das listas de doenças mentais em 1973 (American Psychiatric Association) e 1990 (Organização Mundial da Saúde). Essa questão revelou de modo embaraçoso como teorias oficialmente reconhecidas, promovendo terapêuticas nelas embasadas, eram profundamente contaminadas por crenças arraigadas pouco permeáveis aos achados de estudos científicos. Daí a escolha de *Morte em Veneza*: uma obra que endereça aspectos da diversidade humana que são fundamentais para o indivíduo – amor e sexo, motivando ainda hoje discriminação, preconceito e, em alguns povos, sentença de morte. Outro óbvio e inconfessável motivo de quem escreve é necessariamente cativar o interesse do leitor – como disse Saramago, de modo cirúrgico: "o interesse da vida onde sempre esteve foi nas diferenças". E são as diferenças, não as semelhanças, o principal interesse dos psiquiatras.

Há autores que sugerem ser a homossexualidade aspecto secundário na obra, porque "não houve contato físico", algo que nos parece irrelevante, uma vez que homossexualidade se refere à característica de um indivíduo que sente atração física, estética e/ou emocional por outro do mesmo sexo. A hipótese de que o amor de Aschenbach por Tadzio representa uma "paixão narcisista", em que "o escritor ama na beleza do menino a sua própria imagem", o "ideal de beleza", parece pouco sustentada pela análise da obra em si. *Morte em Veneza* é repleto de alusões à filosofia grega, algo que Gustav domina como escritor com grande bagagem intelectual (à semelhança de Mann). Os fundamentos filosóficos parecem, por um lado, ser utilizados de modo a justificar a atração do protagonista pelo belo Tadzio, tal como *amor platônico*, e não como *mero desejo sexual*; o belo jovem seria a *representação de um ideal*. Quando Gustav julga que Tadzio é a expressão da perfeição da beleza, ele alude ao *ideal grego de beleza*, talvez procurando sentir-se confortável nessa admiração.

É possível que a aceitação da obra, à época, estivesse intimamente relacionada a essa interpretação, e não à homossexualidade. O próprio Mann teria sustentado pouco depois da publicação de *Morte em Veneza* que não se tratava de um conto homossexual. Até mesmo a revista *Time*, posteriormente, chegou a condenar o filme de Visconti pela ênfase dada à homossexualidade. Porém, o enredo parece não deixar dúvidas quanto a tratar-se de atração homoerótica; talvez a dificuldade com a homossexualidade de uma obra escrita por um ganhador de um Prêmio Nobel tivesse motivado a visão preferencial das implicações metafísicas, e não a realidade.

No ensaio filosófico de Platão (ao qual Gustav se refere), Sócrates dialoga com o belo jovem Phaedrus sobre a *forma ideal de amor*, e ambos concluem que a forma mais pura é aquela entre um homem e um jovem. Cumpre esclarecer que o chamado *amor platônico* (termo surgido séculos depois de Platão) não aludia à ausência de sexo nas relações entre homens (frequentemente presente), mas à convicção de que apenas o amor entre indivíduos do mesmo sexo poderia *transcender o sexo*.

A alusão ao *amor pelo ideal de beleza* pode, de fato, ser entendida como uma tentativa inicial de Gustav de *reinterpretar* seu desejo sexual, porém, é necessário lembrar a questão do elo entre o homoerotismo e a estética, fartamente documentado em diversas culturas e de modo mais expressivo na Grécia Antiga. Uma curiosa alusão a esse aspecto aparece em outro texto do próprio

Thomas Mann (*Sobre o casamento*, de 1925), em que afirma que "o homoerotismo é estético, enquanto a heterossexualidade é prosaica". Vale comentar que cada detalhe de *Morte em Veneza* foi baseado em fatos: tanto o Conde Wladyslaw Moes (o Tadzio, quando criança) quanto a esposa de Mann, Katia Mann, declararam posteriormente lembrar-se da atenção de Mann ao pequeno polonês durante sua visita a Veneza.

Na virada do século XIX, Émile Zola e Ibsen se destacavam pela escola literária do Naturalismo, e Mann, influenciado por Tolstói e Flaubert, diferenciava-se pela descrição psicológica em oposição ao preciosismo de detalhes da vida cotidiana. Mann descreve o sofrimento do protagonista e associa-o à *degeneração* (no sentido de decadência), tema recorrente não apenas em sua obra como na época (por exemplo, André Gide e Oscar Wilde). Apesar de alguns autores como Balzac, Sade e Genet – em tempos diversos – terem abordado a sexualidade como expressão do desenvolvimento singular dos indivíduos, historicamente, as práticas homossexuais (entre outras) relacionavam-se à ideia de sistema nervoso e degeneração. No livro, Gustav se torna progressivamente mais obsessivo em relação a Tadzio, tomado de sentimentos cada vez mais intensos que fogem ao controle de um homem culto, maduro e famoso. É dito, ainda, que os escritos de Gustav retratavam heróis como nobres, "mas que terminavam revelando um íntimo degenerado"; Mann parece sugerir uma ligação com o próprio enredo de *Morte em Veneza*. É possível que estivesse falando de si próprio.

A morte, desfecho da história, parece insinuar-se todo o tempo como *leitmotif*, inserindo-se no contexto da decadência progressiva (degeneração) do protagonista e como consequência última desta. *Morte em Veneza* pode ser considerado como o perfeito casamento entre Eros e Thanatos. As referências à morte têm início no começo do livro, com o turista que lhe arreganha os dentes em um cemitério de modo incompreensível; continuam com o gondoleiro que o leva ao hotel e cuja gôndola lembra um caixão; e, por fim, com um artista com máscara de morte em uma apresentação musical.

Sempre nos pareceu inevitável a associação do desfecho escrito por Mann com o destino que Flaubert e Tolstói deram a Emma Bovary e Anna Karenina, no século anterior recém-terminado: personagens criados para serem progressivamente destruídos (ou aos quais se permitia que se destruíssem, o que é o mesmo), por conta de suas características e comportamento. Outros escritores do período, como Arthur Rimbaud, André Gide e Oscar Wilde, também enfrentavam dificuldades variadas por conta da homossexualidade. Thomas Mann teve inúmeros desejos homoeróticos não correspondidos, do mesmo modo que Gustav (documentados em seus diários, tornados públicos

20 anos após sua morte), sendo o mais conhecido deles com Paul Ehrenberg, que ele próprio definiria mais tarde como a "experiência central de seu coração". Já na adolescência, havia se apaixonado por Armin Martens (retratado em Tonio Kröger) e posteriormente por Wilri Timppe (retratado em Hans Castorp). Próximo aos 70 anos, Mann mostraria que mantinha sua intensa atração por homens jovens, apaixonando-se por um jovem garçom, Franz Westermeier. Mann parecia assumir que seria rejeitado; aos 70 anos, escreveu: "É impossível que qualquer homem jovem possa me amar".

O sofrimento de Gustav (ou de Mann?) é possivelmente um exemplo do que se convencionou chamar *homofobia introjetada* e deve ser entendido à luz da repressão histórica da homossexualidade. Cabe lembrar que à época em que viveu, a homossexualidade era considerada crime (parágrafo 175 da constituição germânica de 1871). Ele também presenciou o caso Harden, o julgamento do jornalista Maximilian Harden, que havia "exposto" a vida homossexual na corte do Kaiser.

Após quase um século de especulações psicanalíticas e psicológicas, não há evidências quanto aos fatores envolvidos na orientação homossexual, e diversos aspectos parecem determinar o grau de aceitação e conforto do indivíduo que se descobre com desejos homoeróticos. Desde que a medicina veio substituir a Igreja na definição do que era normal/anormal no que tange ao comportamento humano (aspecto que cabia à religião anteriormente ao Iluminismo, definindo o que era pecado), inúmeras teorias procuraram justificar as "causas" da homossexualidade.

Thomas Mann é famoso por ter dito publicamente que, no século XX, que se iniciava, a civilização ocidental seria destruída à medida que os homens se tornassem presas de seus "impulsos dionísicos", uma alusão ao deus grego Dionísio (Baco para os romanos), associado ao desregramento. Um sonho, quase ao fim de *Morte em Veneza*, apresenta uma cena de orgia (que incluía um "gigantesco símbolo de madeira obsceno") com "bodes" e "homens peludos com chifres na testa" (alusão a sátiros), antevendo a chegada de "um deus estranho" (Dionísio). Nesse trecho, a reação de Gustav é descrita como a de alguém que inicialmente se sente repugnado ("a despeito da resistência que opunha a essa vivência", "seu desejo de proteger até o fim o que era seu contra o estranho, o inimigo do espírito *contido* e *digno*"), mas que finalmente sucumbe ao deus e "saboreia a luxúria e o desvario da degradação".

Nem sempre a proibição da homossexualidade esteve presente ao longo da história. Durante a Antiguidade e o início da Idade Média, um número significativo de homens mantinha relações heterossexuais e constituía família, mas também se envolvia em relações homossexuais. Alguns estabeleciam relações homossexuais duradouras, e esse fato não parecia associar-se a nenhuma consequência na vida em sociedade. Com o início da era cristã, passaram a ser inicialmente condenados alguns "atos", e, apenas posteriormente, no século XIX, é que se criou a "personagem" homossexual, até então inexistente.

Cabe ressaltar ainda que, ao contrário dos grupos minoritários religiosos e étnicos, os homossexuais não podem contar com o acolhimento e suporte de suas famílias ou de seu grupo social, não têm uma "história geral do grupo" na qual possam se inserir e um número de personagens famosos com os quais se identificar: todos esses aspectos são cruciais na administração da hostilidade.

Um ponto importante na formação da cultura é a falsificação de registros históricos de modo a suprimir referências homoeróticas de heróis, conquistadores ou qualquer outra figura proeminente. Alcebíades aparecia como figura *feminina* ao lado de Sócrates na literatura medieval. A frase "o amor por um garoto me atrai pouco", de Ovídio, foi editada para "o amor por um garoto não me atrai de modo algum" e acrescida da nota de rodapé: "Portanto, pode-se estar seguro que Ovídio não era sodomita". Estes são alguns de inúmeros exemplos.

Em relação aos textos bíblicos, existe extensa literatura sobre a questão da "interpretação" *a posteriori*, também, das diferentes e por vezes discrepantes traduções feitas a partir dos originais em hebraico, grego, cirílico e aramaico (que fogem ao escopo deste capítulo). Como exemplo mais relevante, temos a proscrição do Levítico, a principal referência ainda hoje no que tange à homossexualidade ("não te deitarás com um homem"). No original, aparece a palavra hebraica *toevah*, que foi erroneamente traduzida para *abominação*, proferida ao longo dos séculos em um psitacismo pastoral habitualmente desprovido de maior conhecimento semântico (basta consultar a internet para uma miríade de vídeos com a mesma alusão à tradução errada). O termo original era empregado para endereçar *impureza ritual*, distinto daquele empregado para endereçar algo *intrinsecamente errado* (*zimah*), como no caso da prostituição. As traduções a partir dos originais em grego fazem tal distinção ainda mais clara. Também é significativo o fato de inúmeras outras leis levíticas serem desconsideradas (comer carne de porco ou fazer a barba, por exemplo): não é o respeito ao texto sagrado que gera a hostilidade; é a hostilidade que leva à "seleção" de trechos específicos. É interessante notar que não há *nenhum* registro histórico de proscrição de homossexualidade entre os primeiros católicos até a concepção da Bíblia no Concílio de Trento, 1.545 anos após o nascimento de Cristo.

Diversos estudos sobre homossexuais, incluindo os de coorte com idosos, evidenciam, como seria esperado, sinais de estigma social. Apesar de potenciais vieses metodológicos, tais estudos sugerem a existência de maior resiliência, possivelmente como consequência da vivência da homossexualidade em uma cultura hostil. Alguns estudos evidenciam, ainda, que indivíduos com parceiros relatam níveis mais elevados de autoestima, porém, esse contexto apenas muito recentemente se tornou possível aos homossexuais e era quase impensável na época de Mann (apesar de relatos anedóticos na literatura).

Fernando Pessoa, o maior poeta da língua portuguesa, cuja homossexualidade frequentemente é aventada, certa vez escreveu via seu heterônimo Álvaro de Campos: "Sou o intervalo entre o meu desejo e aquilo que os desejos dos outros fizeram de mim". A criação da *identidade homossexual* é quase sempre a *recriação* de uma identidade pessoal (quando se descobre o arrebatamento causado por Tadzio) a partir de uma *identidade atribuída*. Essa identidade reinventada será sempre dependente da identidade tal como é imposta pela ordem sexual. No caso de Mann, além da difícil negociação entre o *seu desejo* e o *desejo dos outros*, existe ainda um aspecto pouco mencionado e que provavelmente acrescentou mais sofrimento ao seu conflito: dos seus seis filhos, todos escritores, três eram homossexuais – uma filha e seus dois filhos mais velhos, que pareciam exercer sua sexualidade de modo mais feliz. Em pais de homossexuais, é comum identificar-se o sentimento de "culpa"; imagina-se que esse aspecto seja particularmente mais difícil para um pai com dificuldades com relação a sua própria homossexualidade.

Thomas Mann e von Aschenbach são um só: escritores alemães, famosos, cultos, com pouquíssimos amigos, torturados por sua homossexualidade; *Morte em Veneza* pode ser entendido à luz do conflito de seu autor em relação à própria homossexualidade.

Parafraseando Flaubert em *Mme. Bovary*: Gustav von Aschenbach c'est moi.

25
SERVIDÃO HUMANA
de WILLIAM SOMERSET MAUGHAM

Zacaria Borge Ali Ramadam
Daniel Martins de Barros

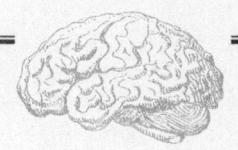

"Fato e ficção estão tão interligados em meu trabalho que agora, olhando para trás, eu mal posso distinguir um do outro", disse William Somerset Maugham sobre sua obra.

Servidão humana, sua obra-prima, talvez seja o ápice dessa mescla entre vida e literatura. O protagonista, como será visto a seguir, compartilha com o autor diversos pontos em comum. Maugham ficou órfão muito jovem, sendo enviado para a Inglaterra para ser criado por seu tio, um vigário em Kent. Foi matriculado em um internato, onde sofria discriminação por parte dos colegas; mais tarde, conseguiu permissão do tio para estudar na Alemanha. De volta à Inglaterra, estudou Medicina, experiência que influenciaria muito sua literatura. O grande sucesso de seu primeiro romance, *Liza, a pecadora*, de 1897, permitiu-lhe trocar a carreira de médico pela de escritor definitivamente.

Seu sucesso continuou como escritor de peças, tendo ao menos uma dezena delas encenadas antes da Primeira Guerra, quando se alistou, em 1914, como motorista de ambulância no grupo notável que incluiu, entre outros, Ernest Hemingway, E.E. Cummings, Maurice Ravel e Walt Disney.

No ano seguinte, lançou *Servidão humana*, também com grande repercussão, afastando-se temporariamente da guerra para divulgar a obra.

Sua carreira continuou sendo bem-sucedida. Maugham foi um dos primeiros escritores a lucrar em vida com a adaptação cinematográfica de livros. Além de garantir-lhe uma vida confortável, o dinheiro foi usado por ele para estabelecer o Prêmio Somerset Maugham, que anualmente consagra o melhor escritor britânico com menos de 35 anos, já tendo sido entregue a nomes como Doris Lessing, V.S. Naipaul, John le Carré, Ian McEwan, entre outros.

POR QUE LER?

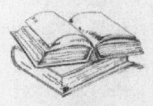

Em qualquer campo, quando a ciência não explica, arte e filosofia prevalecem. No universo das paixões, é o amor, em suas diferentes manifestações, que tem sido o maior desafio à ciência e à razão. São exemplos de tal prevalência da arte sobre a ciência *A arte de amar*, de Ovídio, e o *Tratado das paixões*, de Descartes, mesmo tendo Richard Dawkins, famoso biólogo, tentado reduzir o amor a uma engenhosa equação de matemática reprodutiva, baseada na desproporção numérica entre óvulos e espermatozoides.

Psicólogos e psiquiatras modernos já pesquisam as variantes do comportamento amoroso, postulando a categoria de "amor patológico", promotor de assassinatos, suicídios e outras tragédias familiares.

Com efeito, desde sempre, de Shakespeare a Nelson Rodrigues – considerando os séculos mais recentes –, nenhuma outra paixão mereceu tantas páginas da literatura poética e ficcional.

Nesse quadro se insere a magnífica obra de Maugham, *Servidão humana*, um dos romances mais lidos do século XX, que inspirou duas excelentes produções cinematográficas (*Escravos do desejo*, com Bette Davis e Leslie Howard, 1934; *Servidão humana*, com Kim Novak e Lawrence Harvey, 1964).

Entretanto, embora uma paixão inelutável seja o tema central do livro, a obra é um imenso painel que trata, de modo extensivo e minucioso, de outros temas tanto ou mais relevantes, na passagem do século XIX para o XX, tais como a educação repressiva e a hipocrisia moral da época pós-vitoriana, o dia a dia medíocre e miserável da pequena burguesia, o *bullying* na vida escolar e acadêmica (curso secundário e Escola de Medicina), vida de artistas e juventude boêmia em Londres, Paris e Heidelberg.

Segundo os críticos, trata-se de obra autobiográfica misturada com ficção.

O personagem principal, Philip Carey, sofre de uma deformidade congênita no pé esquerdo. Filho de médico, antes dos 10 anos, fica órfão de pai e mãe, sendo entregue aos cuidados de um tio, pastor protestante na pequena aldeia inglesa de Blackstable, que planeja encaminhar o menino para a carreira eclesiástica.

No internato escolar, dirigido por clérigos, Philip sofre toda a sorte de discriminações e agressões dos colegas devido a sua deficiência física; isolando-se, dedica-se mais aos estudos e destaca-se entre os alunos, provocando inveja e mais discriminação.

Após alguns anos de sofrimento e dúvidas religiosas, Philip repele a carreira pastoral proposta pelo tio e, enfrentando a ira deste, decide estudar em Heidelberg, subsidiado por um pequeno pecúlio que herdara do pai.

Após um ano, retorna à Inglaterra, onde experimenta uma breve relação amorosa com uma amiga de sua tia, solteirona e mais velha.

Uma vez estimulado pelos relatos de colegas, e porque tinha inclinação para desenho, resolve morar em Paris e tentar sobreviver da carreira artística. Após fracassar nessa tentativa, decide residir em Londres, onde se matricula na mesma Escola de Medicina em que seu pai se formara. São interessantes, nessa passagem, as descrições do curso, da sequência dos estudos, do sistema de exames, da convivência com os colegas e também das discriminações que sofre.

Em Londres, já na metade do romance, conhece Mildred, garçonete de um bar: magra, pálida, sem atrativos físicos, grosseira e mal-educada, como o próprio Philip a descreve; não obstante ela lhe desperta, de início, curiosidade e, depois, um misto de desafio e de atração, engendrando sentimentos desencontrados que o personagem não consegue explicar racionalmente e, menos ainda, controlar.

Contra todas as considerações lógicas, Philip mergulha nessa paixão incontrolável, que tanto mais cresce quanto mais Mildred o despreza e maltrata, por meio de atitudes caprichosas e comentários depreciativos.

Para os psicopatologistas, o comportamento da moça seria característico de uma personalidade psicopática insensível, segundo os critérios de Kurt Schneider, que escreveu:

> chamamos psicopatas *insensíveis* às pessoas destituídas ou quase destituídas de compaixão, vergonha, sentimento de honra, arrependimento, consciência. Em seu modo de ser, são frequentemente sombrias, frias, rabugentas; em seu modo de agir, impulsivas e brutais. [...] Os insensíveis são em princípio incorrigíveis e não podem ser educados.

No entanto, Schneider também se refere aos *inseguros de si mesmos* como "ligeiramente depressivos, com insegurança interna e falta de confiança em si mesmos".

A insensibilidade de Mildred, que preenche à exaustão os critérios de Schneider, encontra um terreno fértil na insegurança de Philip.

Em todas as situações descritas no romance, Mildred se compraz em espezinhar Philip, com tinturas de sadismo, induzindo o personagem a humilhar-se sempre e mais, lembrando o que se convenciona chamar de relação sadomasoquista.

É um quadro rico para interpretações psicodinâmicas, envolvendo os sentimentos de inferioridade de Philip, por sua deformidade congênita, e a crueldade revoltada daquela moça de origem miserável.

É possível supor que Philip, devido a sua deficiência, se sentisse não merecedor e indigno de aspirar a um objeto amoroso melhor; e Mildred, sem atrativos físicos ou quaisquer qualidades pessoais, obtivesse prazer exercendo domínio e tirania sobre alguém que lhe parecia superior, mas indefeso.

Não é sem razão que os críticos consideram a obra como autobiográfica: Maugham nasceu em Paris, foi educado na Inglaterra, estudou Medicina e viajou por muitos países. Sofria de uma deficiência, era gago, e por isso foi discriminado. Comenta-se que também era homossexual, tendo sido companheiro de Gerald Haston durante 30 anos.

O fim da história de Philip e Mildred não está para Shakespeare nem para Nelson Rodrigues, mas atende as expectativas do leitor.

Na época em que Maugham publicou seu romance, os críticos estavam mais interessados em Huxley, Virginia Woolf e Katherine Mansfield; para eles, Maugham era apenas "um escritor competente".

Contudo, *Servidão humana* e diversos livros de contos de Maugham conquistaram – com justiça – a simpatia de milhões de leitores em todo o mundo.

Esse livro é um painel de costumes e testemunho de uma época, mas, sobretudo, de uma paixão arraigada no ser humano que, em qualquer lugar ou cultura, nasce, cresce, prolifera e destrói.

26
SPIDER
DE PATRICK MCGRATH

Dirceu Zorzetto Filho
Daniel Martins de Barros

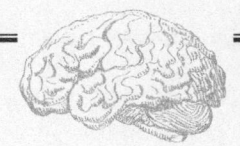

Nascido na Inglaterrra em 1950, Patrick McGrath é um mestre na arte de contar histórias. Seu interesse pelo detalhamento psicológico dos personagens vem, provavelmente, da infância vivida nas cercanias do Broadmoor Hospital, uma instituição psiquiátrica de segurança máxima na Inglaterra, na qual seu pai, que chegou a superintendente da instituição, foi um dos pioneiros. McGrath ouvia diversas histórias de seu pai e chegou a conversar com pacientes, certa vez perguntando a um deles o motivo de estar internado. "Ele apenas disse que foi muito mau, e eu nunca descobri", declarou o escritor. "Creio que ele provavelmente matou sua esposa, ou sua mãe", elocubra.

Na tentativa de sair da sombra do pai, McGrath mudou-se para o Canadá aos 20 anos, trabalhando por dois anos em um asilo. Posteriormente, mudou-se para perto do Alaska e acabou em Nova York, onde vive desde então.

Suas obras são inevitavelmente marcadas por um interesse no mundo psicológico dos personagens e denunciam o olhar clínico para cada detalhe e o cuidado com a narrativa de uma das mais atraentes, cativantes e assustadoras imersões na mente psicótica.

Após um período de grande interesse pelo behaviorismo, McGrath conta que teve uma discussão com seu velho pai sobre o assunto, perguntando-lhe por que não aceitava que o comportamento humano podia ser muito mais bem compreendido sem o conceito de mente. "Porque eu acredito na realidade dos sentimentos", respondeu o pai.

"Eu verdadeiramente penso nisso desde então", confessou McGrath.

POR QUE LER?

Em *Spider*, o autor utiliza a técnica literária conhecida como a do "narrador não confiável" (*unreliable narrator*), na qual as informações do narrador ficcional não coincidem com a realidade ou não representam o que "realmente" aconteceu. Patrick McGrath busca fazer o leitor compreender a doença que o livro retrata. Reconstruindo a história "real" e a história do "doente", é possível entender como e por que elas se entrelaçam.

À medida que o personagem Dennis Clegg conta sua história – em uma sintaxe quase torrencial que revela muito sobre ele –, penetra-se mais e mais na mente de um homem que vai desaparecendo diante dos olhos do leitor. Seus pensamentos e medos são tão reais como os do próprio leitor. Seu mundo, porém – a Londres de algumas décadas atrás –, parece tão estranho ao leitor como uma paisagem marciana. Pessoas comuns, eventos, objetos e lugares saltam da névoa com intensidade assustadora, à proporção que Dennis Clegg tenta lidar com a realidade cada vez mais ameaçadora da vida diária em uma casa de recuperação, onde imagens e fantasmas do passado se misturam com peças do presente, tornando difícil distinguir uns dos outros.

Dennis Clegg, ou Spider, é um homem com problemas psiquiátricos que é liberado de um hospital psiquiátrico depois de 20 anos de internação e passa a viver em um albergue para doentes mentais na East End de Londres. Sua nova residência situa-se – por estranha coincidência – a algumas quadras da casa onde cresceu, tendo sido cenário de um trauma pouco visível, mas intenso, do qual o leitor, gradualmente, toma conhecimento a partir do nevoeiro das reminiscências de Spider.

Quando a história começa, Spider acabou de chegar à casa de recuperação, sob o olhar severo de sua hospedeira, a senhora Wilkinson, e de um punhado de outros moradores, que ele chama de "almas mortas". Spider faz caminhadas diárias ao longo das margens do Tâmisa, sob a sombra dos imensos tanques de óleo e gás que dominam a paisagem industrial, seguindo os antigos canais que correm pelas bordas das suas memórias. Em um desses dias, senta-se em um banco, enrola seus próprios cigarros e começa a narrar sua infância, fala de seu pai, emocionalmente embrutecido, e de sua mãe, pessoa calma e acolhedora.

O desenrolar do romance mostra Spider escrevendo textos cada vez mais ininteligíveis em um caderno de notas que mantém escondido sob o danificado piso de linóleo de seu quarto ou na chaminé de uma desusada lareira. Suas visitas aos locais onde cresceu têm efeitos complexos sobre ele, e as diferentes percepções de suas experiências passadas se misturam inextricavelmente. Incluem-se alguns *flashbacks* aparentemente precisos de sua infância, que mostram os primeiros sinais de sua desorganização mental, e várias cenas do tempo em que passou no hospital psiquiátrico. Surge a revelação sobre o apelido dado a ele pela mãe; em seu quarto, Dennis Clegg usava barbantes para tecer redes que se assemelhavam a teias de aranha.

De forma desconexa e ilusória, a narrativa faz conhecer o ciúme emergente que Spider experimenta da intimidade de seus pais e seu sentimento de rejeição pela mãe diante das tentativas dela de reacender o relacionamento sexual com o marido quando o casamento está sob tensão. A história que se desenrola na mente do personagem revela uma infância traumática, envolvendo a morte da amada mãe pelas mãos do pai e a chegada da odiada madrasta, uma prostituta.

As lembranças restantes são construídas a partir de crenças distorcidas de Spider em relação aos acontecimentos que levaram à morte de sua mãe. No entanto, o próprio texto oferece pistas de que o que é relatado pode não ser uma versão totalmente precisa do que aconteceu.

Enquanto o estado mental do personagem se deteriora, o leitor é convencido de que há um vazamento de gás no aquecedor de Spider e de que, para se proteger do frio, ele é obrigado a retirar suas roupas e enrolar-se em folhas de jornal. Spider rasga seu precioso caderno de notas e, usando cordas, tece uma teia no quarto do albergue (repetindo o comportamento da infância). Além disso, ameaça de forma violenta a administradora do albergue. Finalmente, oprimido pela lembrança da morte da mãe, ele sofre uma recaída e é levado outra vez ao hospital psiquiátrico.

O livro aborda os mundos interno e externo de seu personagem principal. Na realidade externa, Dennis Clegg é um paciente em remissão incompleta de um quadro paranoide que, após anos de tratamento em um hospital psiquiátrico, é "desinstitucionalizado" e passa a viver em um ambiente comunitário. De forma brilhante, o autor faz o leitor mergulhar no mundo psicótico do personagem, sem que possa diferenciar o que é verdadeiro e o que é falsamente construído por Spider.

O romance passeia muito bem pela descrição de alguns dos sintomas negativos da esquizofrenia, como o retraimento social, o afeto embotado e a falta de concentração e de expressão, e atém-se aos detalhes pessoais do personagem, como o uso de quatro camisas de uma só vez, os dedos manchados de tabaco e a atitude de guardar seus pertences em uma meia.

As alterações perceptivas, a partir da vivência pessoal de Spider, são um dos pontos altos da narrativa sofisticada de McGrath. Até o fim do livro, o leitor toma consciência de que muitas lembranças do personagem não passam de memórias delirantemente construídas.

Sob determinada perspectiva, o romance poderia servir como ponto de partida para uma discussão sobre a esquizofrenia em sua forma mais grave e intratável e sobre os efeitos de tratamentos de longa duração em uma instituição, bem como para uma análise acerca da avaliação de risco no momento da desinstitucionalização do paciente e da inexistência de cuidados adequados para inseri-lo na comunidade.

Além disso, o livro explora o mundo interno de Dennis Clegg e, ao fazê-lo, oferece uma introdução à teoria das relações objetais da psicanalista Melanie Klein. O personagem faz uso maciço do mecanismo de defesa chamado *splitting*, empregado para gerenciar as ansiedades persecutórias associadas com o que Klein nomeou de "posição esquizoparanoide". As sequências delirantes de memória proporcionam acesso ao mundo interior de pensamentos e sentimentos de Dennis Clegg e sugerem que, quando a "mãe boa" busca revigorar o aspecto sexual do casamento, sua representação é dissociada (*splitt of*), e ela passa a ser vivenciada como a "madrasta prostituta".

A partir da teoria das relações objetais de Melanie Klein, pode-se entender que a divisão defensiva do personagem serve para manter protegida a idealizada "mãe boa" da persecutória "mãe má". A tentativa de eliminar a parte "má" dá origem à tragédia familiar e conduz Dennis Clegg mais profundamente à desorganização de suas funções psíquicas.

27

TRILOGIA DO ACIDENTE
DE LOURENÇO MUTARELLI

Gabriela Gorenstein
Francisco Lotufo Neto
Daniel Martins de Barros

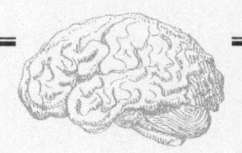

No cenário brasileiro, Lourenço Mutarelli é um autor que se destaca por integrar diversas manifestações artísticas. Sua obra e seus personagens escancaram sintomas e transtornos com a intimidade e o realismo de quem conhece as vivências entre a sanidade e a loucura e ilustra-as graficamente ou por meio da escrita.

Nasceu em São Paulo, em 1964, e formou-se na Faculdade de Belas Artes, em 1985. Trabalhou três anos como intercalador e cenarista para Mauricio de Sousa. Em 1988, iniciou edições alternativas de fanzines, com pequenas tiragens, que ele próprio distribuía. Depois disso, sua obra foi publicada pelas Editora Pró-C, Editora Vidente e na *Revista Animal*. Também editou a revista *Tralha*.

Fez 12 álbuns de histórias em quadrinhos: *Transubstanciação* (1991), *Desgraçados* (1993), *Eu te amo, Lucimar* (1994), *A confluência da forquilha* (1997), *Sequelas* (1998), *O dobro de cinco* (1999), *O rei do ponto* (2000), *A soma de tudo* – Parte I (2001), *A soma de tudo* – Parte 2 (2002), *Mundo pet* (2004), *A caixa de areia* (2005), *Quando meu pai se encontrou com o ET fazia um dia quente* (2011).

Esse intervalo longo entre os quadrinhos foi preenchido por romances, peças e roteiros: em 2002, publicou sua primeira novela, *O cheiro do ralo*, posteriormente lançada como filme. Em seguida, 2004, escreveu *Jesus kid* e *O natimorto*, outro romance transformado em película, em que também atua como protagonista. Além destes, escreveu *A arte de produzir efeito sem causa*

(2008), *Miguel e os demônios* (2009), *Nada me faltará* (2010). Fez desenhos para o filme *Nina* (2004) e teve trabalhos adaptados para o teatro e para o cinema. Neste, fez pequenas pontas como ator. Para o teatro, criou uma coletânea de cinco peças denominada *O teatro de sombras* (2007). Lourenço foi premiado como melhor desenhista no Universo HQ (Oscar dos quadrinhos brasileiros), com melhor álbum, com o Prêmio Ângelo Agostini, entre outros. Justificou a ausência dos álbuns e a grande produtividade entre eles dizendo "ou você faz quadrinhos, ou você vive".

POR QUE LER?

As histórias em quadrinhos de Mutarelli caracterizam-se por traços grotescos e personagens com perfis psicológicos desenvolvidos. Algumas das suas histórias não têm balões, mas contam com muita informação visual, no estilo dos *undergrounds* norte-americanos (Mutarelli, 2004). Charlatões, assassinos, viciados, estupradores, alcoolistas, lixo, sujeira e prostituição imperam no contexto de seus quadrinhos. A composição de Mutarelli destaca-se pelo excesso de informações visuais, riqueza de detalhes e predomínio do preto. Os personagens que ele compõe, com frequência, aparecem com olhos arregalados e fundos, uma expressão de tormento, com traços asquerosos na ordem do bizarro. Também se faz muito presente em suas histórias e personagens conteúdo sexual acentuado.

Nos quadrinhos de Mutarelli, a preocupação mais evidente é tecer estudos sobre o universo psicológico dos protagonistas em detrimento de narrar fatos. Um de seus personagens mais conhecidos é o detetive Diomedes, que deu origem à "trilogia de quatro álbuns" lançada sob o título *Diomedes – a trilogia do acidente*.

Diomedes inaugura o gênero detetive ou aventura policial na obra de Mutarelli. Um ex-delegado sedentário, que em grande parte do tempo bebe, fuma e come, Diomedes vive com uma mulher com transtorno obsessivo-compulsivo que o trai. Trabalha sozinho e tenta encontrar um cliente rico para sanar seus problemas. Não mostra ter amigos ou pessoas próximas. Suas grandes aventuras começam quando um homem rico o contrata para encontrar um mágico cujo paradeiro é desconhecido, o grande Enigma. Na trama, cruza com artistas de circo, pistoleiros, policiais e advogados corruptos, poetas, entre outros. Suas fragilidades são explícitas e ganham a empatia do leitor. O personagem Diomedes é definido pelo próprio Lourenço Mutarelli como "a fusão de Charlie Chan, José Lewgoy e Lourenço Mutarelli, o pai". Seu pai, também chamado Lourenço Mutarelli, tinha sido delegado de polícia: "Dessa forma, o detetive Diomedes, sem que eu me desse conta, foi tomando corpo e passou a conduzir a história. A cada quadro, ele ia incorporando, tomando para si um novo aspecto de meu pai. [...] Todas as piadas que Diomedes conta me foram contadas por meu pai", declarou.

Nesse enredo, aparecem outros personagens interessantes, como o domador Lorenzo e o palhaço Chupetin, além do próprio Enigma. As imagens misturam-se entre personagens caricatos e defeituosos, com muitos braços e corpos mutilados, além de aspectos bizarros, como deformidades. Outros retratam imagens de pessoas fiéis à realidade. A história, de fato, tem esse movimento de confusão entre realidade e fantasia, entre o cenário do circo, o tarô, passado e futuro, drogas e medicamentos que alteram as percepções dos personagens. O domador Lorenzo, sob efeito constante de dardos tranquilizantes, e o próprio Diomedes, quando atingido por esses dardos, por exemplo, têm alterações da percepção e alucinações visuais e auditivas. No fim da aventura, Diomedes se depara com a fina linha divisória dos limites da realidade, em uma corda bamba próxima da patologia.

Essa dinâmica, retratada com tanta habilidade, poesia e destreza por Mutarelli, repete-se e complementa-se de diversas formas em outros personagens e enredos de outros álbuns de quadrinhos e mesmo em seus romances. O elemento solidão e a rejeição, bem como a deformidade e os anti-heróis, são as características das figuras presentes em suas histórias, sempre com sofrimento e agrura.

De maneira surpreendente, o artista cria personagens com profundidade afetiva e com uma riqueza muito particular de detalhes, apresentando conflitos relacionados a sociabilidade, pessimismo, angústia, entre outros. Talvez algum tipo de distorção da realidade seja necessário para a construção artística, ou talvez a comunidade artística aceite melhor esses transtornos, permitindo maior expressão destes, mas, de qualquer maneira, são materiais ricos para estudo e aprimoramento das diversas formas de manifestação da psicopatologia humana.

28
UMA QUESTÃO PESSOAL
de KENZABURO OE

Sandra Scivoletto
Táki Athanássios Cordás

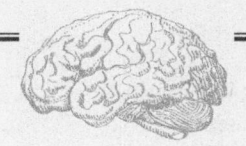

Kenzaburo Oe nasceu em 1935, na ilha de Shikoku, uma das quatro principais ilhas do Japão. Membro de uma das famílias mais antigas da ilha e extremamente conservadora, teve uma educação militarista, em um momento no qual a política arrogante e imperialista de extrema-direita leva o país a uma guerra desastrada e a uma humilhante derrota. Com a rendição do Japão na Segunda Guerra (1945), uma modificação social enorme impõe-se diante de todo o povo japonês. O menino de 10 anos experimenta a visão das cidades destruídas, das pessoas traumatizadas física e psicologicamente, da humilhação da derrota e da sensação de culpa coletiva.

Aos 18 anos, Kenzaburo mudou-se para Tóquio para estudar no Departamento da Literatura Francesa da Universidade de Tóquio, onde, como estudante universitário, ganhou surpreendentemente o famoso Prêmio Akutagawa (1958), o mais importante de literatura japonesa. Pouco depois, embora já uma figura reconhecida no Japão, Oe passa um longo período em que se diz incapaz e sem criatividade para um novo livro.

Em 13 de junho de 1963, nasce seu primeiro filho, que ele descreve em seu livro como "uma criatura monstruosa", "parecendo ter duas cabeças, a metade do cérebro saía do crânio e envolvido em faixas ensanguentadas". Nesse momento tenso, viu-se tentado, também por sugestão médica, a dar cabo da vida do filho, uma atitude legítima em uma sociedade como a japonesa, na qual ter um doente mental na família é um grande tabu.

Em entrevista para a Universidade de Berkeley, na série *Conversations with History*, descreve que pouco após o nascimento do filho, visitando brevemente Hiroshima, "na coragem e na solidariedade dos sobreviventes da bomba atômica e dos que lhes davam assistência, encontrei a resposta. Envergonhei-me de mim mesmo. Como poderia rejeitar esta pequena vida, recém-nascida, que procurava desesperadamente sobreviver?!". "Ninguém neste planeta precisava tanto de você quanto seu filho", descreve ter dito a si mesmo, determinado a salvar a criança e a ajudá-la a ter uma vida digna.

Decidiu permitir uma cirurgia que poderia salvar a vida do filho, mas que, retirando parte da massa cerebral que se exteriorizava do crânio e cobrindo-a com uma prótese, lhe daria, caso sobrevivesse, uma provável vida vegetativa. Deu ao filho o nome de Hikari, que significa "luz".

Dessa experiência nasce o romance quase autobiográfico *Uma questão pessoal*, de 1964. Kenzaburo Oe foi premiado com o Nobel da Literatura em 1994.

Hikari, seu filho, sofre de epilepsia e de algumas malformações físicas, entende apenas diálogos, executa tarefas simples. A mãe, porém, constatando a sensibilidade auditiva do menino, desde sua infância, encheu a casa com a música de Mozart, Chopin e Beethoven. Oe, depois de ter notado que o filho respondia aos sons dos pássaros, comprou para ele gravações sonoras dos cantos de muitas aves. Estimulado pelos pais, o pequeno aprendeu o canto de mais de 70 pássaros diferentes. Na escola, Hikari mostrou grande interesse pela música clássica, e assim sua mãe começou a ensinar-lhe piano, quando tinha ainda 9 anos. Aos 13, ele apresentou ao professor de música sua primeira composição. Seu ingresso no mundo musical se deu em 1991, quando foi descoberto pela gravadora Nippon Columbia. Resultado: um CD intitulado *A Música de Hikari Oe*, lançado em 1992, que se transformou rapidamente em *best-seller* da música clássica contemporânea. Seu "Rondó" e a música incidental para um poema do poeta sino-americano Li-Young Lee, incluídos nesse CD, agradaram-nos bastante.

POR QUE LER?

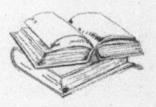

Assim como em *O filho eterno*, de Cristovão Tezza, e em *Nascer duas vezes*, do italiano Giuseppe Pontiggia, o personagem de Oe, o pai conflitado, apelidado de Bird, é um professor. O nascimento de um filho com uma grave anomalia cerebral leva Bird a envolver-se em atitudes escapistas, passando noites em grandes bebedeiras, abandonando o trabalho e em maratonas sexuais com a amante, enquanto trama formas de matar o filho e evadir-se para a África em uma viagem sem qualquer projeto. O luto mistura-se com a raiva, com a rejeição e com uma dificuldade muito frequente, particularmente do homem, que o leva a rejeitar a mulher, culpando-a de alguma maneira, e abandonar o casamento. "Ele não aguentou" é uma frase frequente em nosso cotidiano.

Diferentemente, porém, do romance, que busca um fim menos doloroso, na vida real, as coisas não ofereceram um final feliz ao autor. A vida na casa da família Oe não é fácil. Hikari leva a mesma vida e faz as mesmas atividades organizadas, típicas de muitos outros portadores de sérias deficiências. Portanto, deve submeter-se a uma série de terapias e executar trabalhos regimentados. A vida doméstica tem seus ritmos determinados por ele. Esse acontecimento, diante da fama do pai e do filho, teve um grande impacto na atitude do público em relação aos portadores de deficiências. "A casa dos Oe está aberta à mídia, às entrevistas; isto contribui para a educação do público neste campo, em uma cultura onde os pais tendem a esconder os filhos portadores de deficiências, por medo de serem ridicularizados", diz T. Watanabe, um dos correspondentes do jornal *Los Angeles Times* em Tóquio.

Essa situação merece uma reflexão inicialmente através dos olhos dos pais. Olhar o sofrimento do outro é imaginar essa dor segundo nossos valores e referenciais. Quando adultos, enfrentar uma limitação é olhar a ameaça de não poder mais experimentar todos os prazeres vividos até então. Viver privado dos prazeres conhecidos seria possível? Não seria melhor morrer?

Crianças que nascem com deficiências não têm um referencial anterior, não há com o que comparar, apenas um mundo enorme a ser descoberto e experimentado. Assim, não há perdas, apenas o não vivido e suas inúmeras possibilidades.

Diante do sofrimento de uma criança, deve-se lembrar dessa diferença; caso contrário, os pais assumem uma atitude niilista e passam a estimulá-la menos, limitando seu potencial. Incentivadas pelos pais, essas crianças acabam por desenvolver mais as habilidades que apresentam e compensam as limitações iniciais até determinado ponto. Somente mais tarde, por volta dos 7 a 8 anos, uma criança começa a se comparar aos demais e nota diferenças. Nesse momento, a criança especial pode já ter desenvolvido habilidades suficientes que permitam que se destaque mesmo em um grupo de crianças com desenvolvimento normal. Para essas crianças especiais, todo desenvolvimento é um ganho, mesmo que não possam fazer as mesmas coisas que outras crianças de sua idade fazem.

Assim, quando, como ocorreu com os Oe, os pais deixam de viver suas frustrações e vergonhas e enxergam o potencial da criança, podem colocar-se ao seu lado e com ela aprender a descobrir os prazeres do mundo de outra forma, não convencional, nem melhor, nem pior, mas diferente. E é nessa diferença, nessa forma "não convencional de viver e se relacionar com o mundo", que está o potencial para sua felicidade e realização.

29
POESIAS
DE FERNANDO PESSOA

Andres Santos Jr.
Daniel Martins de Barros

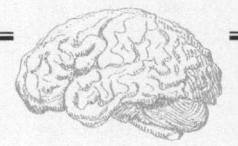

> Será a loucura querer mais do que o pouco?
> É por ser mais poeta que gente que sou louco?

> Se depois de eu morrer, quiserem escrever a minha biografia,
> Não há nada mais simples.
> Tem só duas datas – a da minha nascença e a da minha morte.
> Entre uma e outra todos os dias são meus.

Apesar de escrever como dezenas de pessoas – o número conhecido de heterônimos de Fernando Pessoa varia entre 72 e 127, dependendo da referência adotada –, apenas uma obra em português foi publicada durante sua vida, o livro *Mensagem*. Publicou outros três, de poemas em inglês, e o restante que veio a público antes de sua morte foram as contribuições que fez para revistas literárias.

Nasceu em Lisboa, em 1888, e faleceu de provável pancreatite alcoólica 47 anos depois. Entre essas datas, como disse, os dias foram dele. Foi educado em inglês, na África do Sul, em razão do segundo casamento de sua mãe, que enviuvou jovem. Adulto, aproveitou essa formação para trabalhar – por toda a vida – como tradutor.

Teve, paralelamente, uma intensa atividade intelectual, como jornalista, escrevendo ensaios críticos, e, aos 27 anos, fundando a revista *Orfeu*, liderando um grupo com intelectuais como Mário de Sá Carneiro e Almada Negreiros.

Nessa revista, publicou alguns dos poemas que viriam a causar reações intensas na sociedade da época, como "Ode Triunfal" e "Opiário", chegando a ser chamado de louco.

Seu grande legado, contudo, foi publicado postumamente, nas vozes distintas dos tantos poetas cujas vidas ele criou e, de certa forma, viveu.

O que nos provoca e estimula a qualquer leitura, a retornar à obra e ao autor?

O enigma do encontro com o paciente e com a poesia é o enigma do encontro conosco mesmo, este "quem sou eu...?" que atormenta e acompanha todo psiquiatra.

O efeito perturbador da poesia de Pessoa, quando se lê:

QUINTA / D. SEBASTIÃO, REI DE PORTUGAL

Louco, sim, louco, porque quis grandeza
Qual a Sorte a não dá.
Não coube em mim minha certeza;
Por isso onde o areal está
Ficou o meu ser que houve, não o que há.

Minha loucura, outros que me a tomem
Com o que nela ia.
Sem a loucura que é o homem
Mais que a besta sadia,
Cadáver adiado que procria?

POR QUE LER?

Em 1935, Fernando Pessoa escreveu:

> Começo pela parte psiquiátrica. A origem dos meus heterónimos é o fundo traço de histeria que existe em mim. Não sei se sou simplesmente histérico, se sou, mais propriamente, um histeroneurasténico. Tendo para esta segunda hipótese, porque há em mim fenómenos de abulia que a histeria, propriamente dita, não enquadra no registo dos seus sintomas. Seja como for, a origem mental dos meus heterónimos está na minha tendência orgânica e constante para a despersonalização e para a simula-

ção. Estes fenómenos – felizmente para mim e para os outros – mentalizaram-se em mim; quero dizer, não se manifestam na minha vida prática, exterior e de contacto com os outros; fazem explosão para dentro e vivo-os eu a sós comigo. Se eu fosse mulher – na mulher os fenómenos histéricos rompem em ataques e coisas parecidas – cada poema de Álvaro de Campos (o mais histericamente histérico de mim) seria um alarme para a vizinhança. Mas sou homem – e nos homens a histeria assume principalmente aspectos mentais; assim tudo acaba em silêncio e poesia...

Só essa apresentação já deveria excitar e convocar o psiquiatra, o psicólogo, a frequentar a obra desse enigmático poeta.

Os profissionais da saúde mental não têm acepção do termo "loucura" como os artistas, os poetas e os laicos. O louco é, nesse contexto, o estranho, diferente, bizarro, exagerado, insensato, mas também extraordinário, estupendo e fora do comum. Segundo nossos dicionários, o sentido do termo transita tranquilo por significados opostos.

Nos grandes autores da psiquiatria, sempre se encontram referências aos personagens e às descrições de vivências de estranhamento, de loucura, de angústia, e outros, nas infinitas possibilidades do sofrimento psíquico humano. Em Shakespeare, como desconhecer os angustiados Hamlet, Otelo, Macbeth? Cervantes nos impôs seu cavaleiro andante, vacilante e fantasioso, fascinante sempre. Goethe ensinou aos jovens o suicídio com seu Werther e a vender a alma ao diabo – deixando de lado a sabedoria – pela juventude em *Fausto*. A lista é interminável.

Como ensina Carol Sonenreich, "não tenho dúvida: entre a psiquiatria boa e a burocrática, a diferença está exatamente na compreensão profunda do ser humano, das suas condições de vida. Assim como são encaradas e apresentadas pelos grandes artistas e filósofos".

A poesia e os poetas não ensinam sobre os casos clínicos nem sobre sua abordagem, mas podem fornecer condições de compreendê-los melhor e até de defini-los melhor. A metáfora poética vai além da nossa capacidade de conceituar e, muitas vezes, assume como explicação o que nunca é fácil de explicar.

Exemplo disso está no *Cancioneiro*:

Para onde vai a minha vida, e quem a leva?
Por que faço eu sempre o que não queria?

Que destino contínuo se passa em mim na treva?
Que parte de mim, que eu desconheço, é que me guia?

Ainda que Fernando Pessoa não tivesse nenhuma – quem sabe? – intenção de definir o inconsciente, como o não saber que guia, o poema o faz de forma brilhante.

Frequentando suas páginas, esbarramos com definições e descrições da loucura em um poema dito dramático pelo próprio poeta. No Primeiro Fausto ele propõe:

Primeiro tema: *O mistério do mundo*

Quero fugir ao mistério / Para onde fugirei?
Ele é a vida e a morte / O Dor, onde me irei?

Segundo tema: *O horror de conhecer*

A sonhar eu venci mundos / Minha vida um sonho foi.
Cerra teus olhos profundos / Para a verdade que dói.
A Ilusão é mãe da vida: / Fui doido, e tudo por Deus.
Só a loucura incompreendida / Vai avante para os céus.

...

Do fundo da inconsciência / Da alma sobriamente louca
Tirei poesia e ciência, /   E não pouca
Maravilha do inconsciente! / Em sonho, sonhos criei.
E o mundo atônito sente / Como é belo o que lhe dei.

...

Só a loucura é que é grande!
E só ela é que é feliz!

Na constante perplexidade do poeta ante a vida, há essa busca de um sentido inalcançável fora da esfera subjetiva. Ao mesmo tempo que Fernando Pessoa tantas vezes diz não saber de si nem se encontrar, o leitor, tomado da mesma curiosidade, acha respostas. Não para as perguntas que faz, mas para aquelas que nunca se havia dado conta de que faria.

Na doença mental, o funcionamento diferente, o alheamento, o medo exagerado e inexplicável, ou a própria indiferença à realidade, o delírio – chamado por Karl Jaspers de *incompreensibilidade* e por Carol Sonenreich de *ruptura da comunicação lógica* – estimulam a procurar saber mais sobre esse fenômeno do adoecer psíquico.

Jacques Lacan propôs, no fim dos anos de 1960, a teoria do discurso com laço social entre os humanos, como seres de linguagem e libido. No texto *O mal-estar na civilização*, Freud já havia concluído que o relacionamento com os outros homens é a causa do maior sofrimento do homem. O mal-estar na civilização é, portanto, o mal-estar dos laços sociais. Metaforicamente, pode-se dizer que a arte faz um laço social.

Como sujeitos dominados por interrogações, nós, profissionais da saúde mental, sempre devemos nos aproximar de um mestre como Fernando Pessoa, que se pergunta e quer saber, que produz em nós também um saber:

> Nesta vida, em que sou meu sono,
> Não sou meu dono,
> Quem sou é quem me ignoro e vive
> Através desta névoa que sou eu
> Todas as vidas que eu outrora tive.
>
> Numa só vida.
>
> Mar sou; baixo marulho ou alto rujo,
> Mas minha cor vem do meu alto céu,
> E só me encontro quando de mim fujo
>
> Sou Deus onde sou eu, aqui não sou.
>
> Vejo passar os barcos pelo mar,
> Suas velas, como asas do que vejo,
> Trazem-me um vago e nítido desejo
> De ser quem foi, sem eu saber que foi.
> Por isso tudo lembra o meu ser lar,
> E porque o lembra quanto sou me dói.

30

UM, NENHUM, CEM MIL
de LUIGI PIRANDELLO

Maria José Azevedo de Brito
Daniel Martins de Barros
Táki Athanássios Cordás

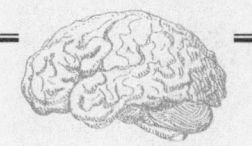

Um dos maiores escritores italianos, e um dos principais autores de teatro de todos os tempos, Luigi Pirandello teve a vida marcada por uma profunda experiência com a doença mental. Juntamente com seu testemunho da Primeira Guerra Mundial e do sucesso e bancarrota de sua família, o material bruto de suas vivências foi transformado em arte. Como diria em seu discurso ao ser laureado com o Prêmio Nobel de 1934: "Para o sucesso de minhas empreitadas literárias, eu tive que ir à escola da vida. Tal escola, embora inútil para certas mentes brilhantes, é a única coisa que pode ajudar uma mente como a minha".

Nasceu na Sicília, em 1867, em uma cidade chamada Caos – permitindo-lhe gracejar ao dizer-se um filho do Caos "de forma não alegórica". Era filho de um proprietário de minas de enxofre, o que lhe garantiu conforto financeiro até a idade adulta. Embora o pai o quisesse homem de negócios, Pirandello ficou dividido entre o Direito e as Letras, optando posteriormente pela última. Iniciou os estudos na Universidade de Roma, de onde foi expulso após desentender-se com um professor de latim, e concluiu sua formação em Bonn, na Alemanha, onde obteve seu doutorado em Filologia. Retornou à Itália e casou-se com Antonietta Portulando, filha da sócia de seu pai, e foi convidado a lecionar estética e estilo no Real Istituto di Magistere Femminile. Escrevia sem pretensões de ganhar dinheiro até que uma inundação nas minas de enxofre arruinou as famílias dele e da esposa. Ao ler a carta com a notícia da desgraça, sua mulher entrou em choque, nunca mais recuperando a plena sanidade. Ao contrário, seu estado de saúde mental foi piorando, e ela passou a apresentar delírios de ciúme e agressividade física, tornando impossível ao marido manter seus cuidados domésticos como fizera até então, sendo levado a interná-la – o que perdurou por toda a vida.

Até a Primeira Guerra, Pirandello dedicou-se principalmente aos romances e às novelas. Seu primeiro grande sucesso, *O falecido Mattia Pascal*, foi lançado ao longo de 1904, visando obter renda a partir da literatura, uma vez que a família quebrara no ano anterior. A história traz um dos elementos centrais que atravessaria praticamente toda sua produção – o questionamento da identidade, sua dependência do olhar dos outros, a dúvida quanto à realidade em si e em relação às percepções. Já foi mencionado que a "natureza ilusória do *self*" seria o único tema de sua obra, como disse o secretário permanente da academia sueca por ocasião de sua premiação, mas que em suas mãos se desdobrou em uma profunda investigação da natureza humana e da própria realidade. "A mais marcante característica da arte de Pirandello é seu poder quase mágico de transformar a análise psicológica em bom teatro", disse ele.

E, de fato, se seus romances e novelas prepararam-no para o sucesso, seu teatro figura no panteão das grandes obras literárias universais. É em suas peças, reunidas sob o título de *Máscaras nuas* (*Machere nude*), que o autor atinge o estado da arte em sua capacidade de apontar que a vida dos homens só é vivida por detrás de muitas máscaras, desnudando-as uma a uma com seus textos teatrais irônicos e amargos. Pirandello empreendeu uma verdadeira inovação na linguagem teatral, antecipando o teatro do absurdo e nem sempre sendo compreendido pelo público. Na estreia de um de seus maiores sucessos, *Seis personagens à procura de um autor*, a audiência se dividiu entre aplausos e vaias ferozes, levando-o a fugir com sua filha por uma porta lateral do teatro. No ano seguinte, a peça foi montada em Milão, sendo, então, aclamada.

A "substancial e brilhante renovação do drama e do palco", que lhe valeu o Prêmio Nobel, é inegável. Mas, para além da forma, os conteúdos universais e perenes dos questionamentos que permeiam os textos de Pirandello garantiram-lhe lugar entre os escritores cuja obra pode ser considerada eterna.

POR QUE LER?

A percepção de um defeito na aparência física provoca em Vitangelo Moscarda a consciência da coexistência social e desencadeia um sofrimento levado às últimas consequências, cuja conduta bizarra beira o limite da loucura. Vitangelo aprende, em um relance, que somos para os outros tão somente o que parecemos. Aparentemente, o episódio dessa epifania contém em si a futilidade da aparência, mas desnuda a fragilidade do eu ante o olhar do outro – a relação com o próprio espelho e com os outros espelhos, e do estranho que é próximo quando o outro sou eu.

> Como suportar em mim este estranho? Este estranho que eu mesmo era para mim? Como não ver? Como não o conhecer?
>
> Como ficar sempre condenado a levá-lo comigo, em mim, à vista dos outros e no entanto invisível para mim?

Vitangelo era, agora, uma aparência, com uma forma – um nariz – até então desconhecida no corpo, ainda sem imagem, sem espelho, sem o olhar do outro. Não obstante, observa que são muitos os espelhos e, portanto, muitos os estranhos em seu corpo. Em um corpo que era um e nenhum. É nesse ponto que o personagem identifica o início de sua loucura: quando se vê capturado por uma imagem, um semblante, ou simulacro. De fato, a construção da identidade, e da aceitação do próprio desejo, pode parecer "loucura" aos olhos dos outros pela aparente ausência de lógica e coerência, da falta do que é habitual, conhecido e reconhecido, ou esperado. Assim, alterar a face da aparência pode provocar uma mudança na imagem corporal, ou na ordem social e, consequentemente, no comportamento.

Um, nenhum e cem mil é um romance universal ao destacar aspectos psicológicos do desenvolvimento humano com conflitos contemporâneos: corpo e imagem, corpo visto e corpo sentido, eu e outro, dentro e fora, estranho e próximo, vida subjetiva e forma social, tensão entre a face particular e a máscara pública, a sensação da regularidade das experiências como fio fragilíssimo e a máquina social que exige uma engrenagem constante e cujo sistema de normas de comportamento é dotado de coerência de expectativas. De fato, o sofrimento subjetivo do personagem leva-o finalmente a uma crise de identidade, na medida em que a forma enquadra tanto as marcas físicas de um homem quanto as aparências sociais. Ou seja, o corpo e o nome nos representam. Assim, a aparência em si pode ser considerada uma futilidade, mas constrói-nos também como seres sociais.

O texto traz de forma exemplar a problemática do olhar, a partir da percepção de um defeito na aparência física, revelando a dificuldade de lidar com o espelho, com o estranho, com a alteridade.

O olhar, o espelho, humanizam-nos. Precisamos do olhar do outro, de espelhos, para nos desenvolvermos e construir nossa própria imagem.

O olhar já vem munido de significados, sendo, nesse sentido, uma forma de relação. Além disso, quando a imagem é o suporte da intersubjetividade e do vínculo, a única consistência do outro é, muitas vezes, a de seu olhar, o que resta quando as relações sociais tornam-se mais distantes, mais comedidas. Por isso, de acordo com Le Breton, a imagem, hoje, é também uma forma de relação.

O espelho tem muito a nos dizer sobre o que somos ou não somos. Ele reflete e nos faz refletir. O tema do ser humano mirando-se no espelho é uma ideia recorrente. Não é por acaso que permanece, ao longo dos séculos, o mito grego do belo Narciso, aquele que, na canção de Caetano Veloso, "acha feio o que não é espelho". Ele morre ao entregar-se fascinado ao seu próprio reflexo. Os chamados transtornos narcísicos da personalidade podem ser compreendidos como expressão da tensão existente entre o ideal de indivíduo dotado de autonomia, valorizado atualmente, e as exigências que lhe impõe uma realidade cada vez mais imprevisível, tornando-se, assim, vulnerável e capaz de desfalecimentos inesperados. As expressões dos conflitos caracterizam-se por impulsividade (caráter diruptivo e violento), compulsividade (caráter repetitivo) e uso do corpo (como suporte de expressão de conflitos psíquicos em um controle onipotente e onipresente sobre ele). Quando prevalecem os conflitos narcisistas, o indivíduo centra-se em si mesmo, sofre de ambições desmedidas, fantasias grandiosas e necessidade de reconhecimento e admiração dos demais, o que o torna sumamente sensível a desilusões e fracassos. A relação com o outro, em geral, pode ser sentida como uma ameaça para o equilíbrio psíquico, gerando uma resposta de hostilidade e retraimento defensivo. O sentimento de vazio é a manifestação da retração narcísica concomitante ao desinvestimento global da realidade. Como espectador urbano, vive no treino, na expectativa ansiosa, uma forma de abdicação e desresponsabilização da própria vida, faltando-lhe disposição para o estabelecimento de projetos individuais ou coletivos.

> Tinha ficado ali, parado nos primeiros passos de tantos caminhos, com o espírito cheio de mundos – ou de pedrinhas, o que dá no mesmo. [...] Certamente eu via mais longe do que eles, mas não sabia aonde ir.

Se somos tantos quantos são os outros e suas expectativas, poderemos não subsistir e resistir fora da opinião alheia, ou seja, sem identidade própria, em um padrão preestabelecido pela norma, em uma realidade que pode mostrar-se fragmentada e, nesse sentido, ser ninguém.

Indivíduos com diagnóstico de transtorno dismórfico corporal (TDC) tornam-se vítimas da própria aparência, e a morfologia facial pode afetar suas relações afetivas e sociais. Dismorfofobia é um sentimento subjetivo de deformidade e aparência defeituosa em que o sujeito percebe a si próprio como completamente anormal fisicamente, apesar de uma aparência normal. Dessa forma, o olhar do outro sobre o defeito pode gerar em alguns indivíduos um efeito persecutório. Essa inspeção exige tanto a opinião como o reasseguramento do outro. É, então, necessário fazer um novo reconhecimento de si, com aquele defeito no espelho. De fato, Vitangelo irá fazer uma desconstrução e paga um preço alto por isso, na medida em que altera a ordem, ou padrões preestabelecidos. De maneira geral, as pessoas se acostumam a um padrão; fora dele está a fragilidade da própria loucura. Ou seja, enfrentar-se a si mesmo, e ainda assim assumir-se, é singular e solitário com proporções únicas. É quando eu é o outro, o que implica aceitar o estranho em "mim", certo estranho já sentido e inseparável de mim – o estrangeiro dentro do próprio corpo. O protagonista queria estar só de um modo novo, "sem mim", e, portanto, com um estranho por perto, permitindo, assim, na incerteza angustiante, a própria reinvenção.

31

ANGÚSTIA
DE GRACILIANO RAMOS

Everton Botelho Sougey
Táki Athanássios Cordás

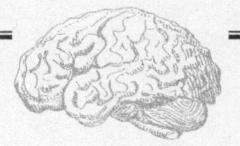

Graciliano Ramos de Oliveira, primeiro de 16 irmãos, nasceu em Quebrangulo, Alagoas, em 27 de outubro de 1892.

Em 1905, mudou-se com a família para Maceió para cursar o colégio. Aos 18 anos, foi morar em Palmeira dos Índios, onde permaneceu quase toda a sua vida, tendo sido, inclusive, prefeito. Por breves períodos, esteve no Rio de Janeiro, como em 1914, para trabalhar, e em 1936, durante a ditadura Vargas, após a Intentona Comunista, quando foi preso.

Em 1936, durante sua prisão, publica *Angústia*, considerado por muitos um de seus maiores romances. Suas recordações da prisão dão origem, posteriormente, a *Memórias do cárcere*, publicado em 1953, mas não completado, dada a morte do autor no mesmo ano. *Memórias do cárcere* foi transformado em filme, dirigido por Nelson Pereira dos Santos, em 1983.

As acusações de que era comunista, falsas, por sinal, mantiveram-no preso por aproximadamente um ano. Graciliano só se filiou ao Partido Comunista Brasileiro em 1945.

Entre suas obras, destacam-se *Caetés* (1933), *São Bernardo* (1934), *Vidas secas* (1938), *Infância* (1945), *Brandão e o mar* (1942, em parceria com Jorge Amado, José Lins do Rego, Aníbal Machado e Rachel de Queiroz), bem como livros infantojuvenis, como *Terra dos meninos pelados* (1939), *Histórias de Alexandre* (1944) e outros.

Foi responsável pela primeira tradução para o português da obra *A peste*, de Albert Camus, em 1950.

Angústia, o livro aqui analisado, é de 1936.

POR QUE LER?

Angústia, de Graciliano Ramos, é um romance de grande latitude que nos favorece a compreensão de uma alma humana atormentada e aflita.

Trata-se de obra completa, densa e rica, um drama vivido em várias dimensões da existência humana. Nele, entrelaçam-se inveja, decepção amorosa, ciúme, sentimento de humilhação, baixa autoestima e tantos outros componentes do inferno das nossas almas.

O romance, narrado em primeira pessoa, é considerado uma das obras-primas do autor. Apresenta o memorialismo confessional de um personagem em permanente conflito, em que o protagonista, Luís da Silva, desvenda-se e expõe-se "em seu cotidiano medíocre". Uma das características da narrativa é a circularidade, uma história sem desfecho, recomeçando com todas as aflições do início.

Retraído, atormentado e solitário, funcionário público frustrado, que, após ter passado mais de um mês enfermo e acamado por um "abalo nervoso", Luís da Silva volta ao trabalho e passa a relembrar o passado como um mosaico de recordações sobre sua existência. Faz, então, uma autoavaliação devastadora de sua condição humana, consciente de que levava uma vida frustrante.

A vida urbana e o contato ambivalente com prostitutas são rupturas culturais com os hábitos patriarcais do tempo dos coronéis, simbolizado, no imaginário do personagem, pelo avô Trajano Pereira, já decadente. Esses coronéis eram figuras que sintetizavam o poder político, econômico e social. Teria, assim, Luís da Silva, uma espécie de memória representável no Barroco.

A vida não o havia favorecido, pensava. Ao mesmo tempo, nutria um sentimento de hostilidade e aversão pelas pessoas em geral e, particularmente, pelos superiores, entre eles Julião Tavares.

A percepção da vizinha Marina, bemafeiçoada, olhos azuis e cabelos de fogo, alivia seu coração e parece trazer certo sentido à sua vida. Apaixona-se, tem febre de sexo, quer desposá-la, presenteia-a, endivida-se, mas lhe falta lastro financeiro. Em busca de segurança, Marina descarta Luís da Silva, envolve-se com Julião Tavares, que a engravida e em seguida a abandona.

Marina cai em desespero e aborta o filho; é ofendida por Luís, que acompanha obsessivamente toda a trajetória de Julião.

Ter sido abandonado por Marina gerou em Luís um sentimento de forte indignação, cuja completude converte-se em tragédia. Após ter seguido os passos de Julião até o arrabalde, onde já desfrutava de outra amante, Luís enforca Julião e deixa-o pendurado em uma árvore, simulando um suicídio. Todavia, esse desfecho só reinicia a tortura mental de Luís da Silva, que passa a reviver detalhes do assassinato, tomado pela angústia da revivescência em seus pensamentos e em seus pesadelos, massacrado pela insegurança e a incerteza.

O romance é uma viagem densa pelas entranhas de uma alma atormentada. A narrativa e o clima são fortemente existencialistas, psicológicos e psiquiátricos, sendo Luís protagonista e narrador. Luís da Silva preenche todo o romance com sua impotência, sua condição humana de incapacidade e solidão.

Luís é uma composição de valores deslocados de um tempo passado que conflitam com os de seu tempo real. O hoje é ofuscado por distorções e fantasias geradas pela carência de reconhecimento, perda da amada, trabalho esdrúxulo e péssima autoestima. Convivem em sua essência todos os ingredientes do ciúme patológico, como autodesvalorização, dificuldades em lidar com as emoções, hostilidade contida e uma inveja febril do rival Julião Tavares, "possuidor" de sua Marina, em quem foi capaz de gerar um filho. É aí que o ciúme rompe o limite do zelo para tornar-se insano e atroz; é seu lado obscuro, como descrevem vários autores, como Ernesto Sabato em *O túnel*, Roland Barthes em *Fragmentos de um discurso amoroso*, entre outros.

Nesse sentido, *Angústia* é extremamente rico em conteúdos existenciais, como as questões do estar no mundo, o convívio social, as expectativas e as incertezas próprias dos dramas pessoais e coletivos, das vidas mal vividas, de recorrentes recuos ante a ínfima realidade cotidiana.

32

SORÔCO, SUA MÃE, SUA FILHA
de JOÃO GUIMARÃES ROSA

Rodolfo Nunes Campos
Daniel Martins de Barros

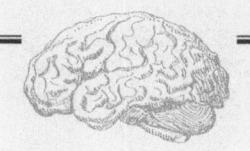

João Guimarães Rosa nasceu em Cordisburgo, Minas Gerais, no dia 27 de junho de 1908. Aos 10 anos, mudou-se para Belo Horizonte, onde residiu até formar-se em Medicina, em 1930. Iniciou a carreira médica e, ato contínuo, ingressou na Força Pública como oficial-médico do 9º Batalhão de Infantaria, em Barbacena, Minas Gerais.

Ainda antes de formar-se médico, estreou na literatura com a publicação de um conto, "O mistério de Highmore Hall", na revista *O Cruzeiro* – história não compilada em seus livros posteriores.

Em 1934, ingressou por concurso na carreira diplomática, sendo nomeado cônsul-adjunto em Hamburgo, em 1938, e, posteriormente, atuou também como secretário da embaixada em Bogotá e foi primeiro secretário e conselheiro de embaixada em Paris. Exerceu importante influência nas relações externas do Brasil entre 1948 e 1949, como secretário da Delegação do Brasil à Conferência da Paz, representante do Brasil na Sessão Extraordinária da Conferência da Unesco e delegado do Brasil na IV Sessão da Conferência Geral da Unesco, todos em Paris.

Em 1946, publicou seu primeiro livro, *Sagarana*, alcançando imediato reconhecimento pelas inovações na linguagem e na estrutura narrativa, bem como pelo rico conteúdo simbólico, conquistando o prêmio da Sociedade Felipe d'Oliveira. Em 1956, muito influenciado por uma longa excursão ao interior do Mato Grosso com o vaqueiro Mariano, publicou seu único romance e sua obra-prima, *Grande sertão: veredas*, que figura entre os grandes livros da literatura universal, com o qual conquistou os prêmios Machado de Assis, Carmem Dolores Barbosa e Paula Brito. No mesmo ano, publicou o conjunto de novelas *Corpo de baile*, sob a mesma influência. A genialidade de Rosa foi transcender o regionalismo, transmutando em universais as experiências locais. Para tanto, inovou na forma, recriando a fala de seus personagens de modo a fazê-la coerente com suas características arquetípicas, utilizando-se de neologismos, arcaísmos e estrangeirismos que lhe reforçam o caráter atemporal.

Faleceu em 19 de novembro, três dias depois de tomar posse na Academia Brasileira de Letras.

POR QUE LER?

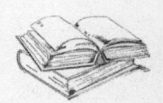

Guimarães Rosa nos oferece, em "Sorôco, sua mãe, sua filha", uma visão única do significado assumido pela doença mental, além dos sintomas tipicamente reconhecidos. Isso permite identificar, nos personagens, elementos para analisar a condição humana e seus desvios.

A experiência do autor com o sofrimento, particularmente a loucura, por meio de sua atividade médica, fornece-lhe subsídios suficientes para a descrição artística radicada nos conhecimentos científicos da época. Suas atividades em Barbacena, como oficial-médico do exército, certamente possibilitaram que tomasse conhecimento do hospital psiquiátrico local e seu modelo de assistência asilar, que então vigorava.

O conto "Sorôco, sua mãe, sua filha" integra o livro *Primeiras estórias*, publicado em 1962. Retrata a relação entre a pessoa com doença mental, a sociedade e os meios disponíveis para sua assistência. É a história de Sorôco levando as duas únicas pessoas da família, sua mãe e sua filha, até a estação de trem da cidade para serem levadas até o hospício de um local distante. As pessoas da cidade comparecem acompanhadas de sua curiosidade e de sua compaixão, assistindo ao sofrimento de Sorôco. Enquanto aguardam a partida do trem, testemunham as duas mulheres e seu comportamento peculiar. As vestes, os modos e as atitudes são estranhos para a comunidade e justificam a partida delas, uma vez que ficou penoso demais para Sorôco, sendo pai e filho, responsabilizar-se por seu cuidado. Enquanto aguardam a partida definitiva, a filha entoa um canto, um disparate, acompanhada, em seguida, pela mãe. Mais um atestado da alienação de ambas.

Quando o trem vai embora, a situação no local é de comoção silenciosa, apoio e cumplicidade. Sorôco tem o respeito de todos pelo modo como conduziu a situação até então. E, voltando para casa, começa a cantar a mesma cantiga das duas, sozinho, para si. E quem reprovaria? Ninguém entendia o que se passava, mas tudo se fazia entendido por todos. E, sem combinação, seguem cantando com Sorôco, caminhando com ele. Acompanhando.

Guimarães Rosa aborda, nesse conto, a questão existencial e social do doente mental e o papel de seu cuidador. Descreve o comportamento público de curiosidade ("pessoas já estavam se ajuntando") e o modo como esta se sobrepõe à compaixão ou ao pesar. "Todos diziam a ele seus respeitos, de dó." Muitas vezes, o comportamento que leva ao estigma da loucura também pode ser o veículo de compaixão e de respeito que se estende ao familiar que vivencia a situação.

Podemos perceber o papel central do cuidador, Sorôco. É o único personagem que tem nome explicitado, que consiste em um anagrama quase perfeito de *socorro*. Certamente, o nome diz muito sobre ele, pois este é o verdadeiro papel daqueles que cuidam: socorrer. As pessoas com transtorno mental grave muitas vezes necessitam de cuidados durante toda a vida, e a presença de uma pessoa dedicada a essa tarefa permite sua integração à sociedade.

O sistema asilar de assistência também é retratado. O exílio em hospícios é tido como a opção última de tratamento pela família que não tem mais como dar continência para o paciente, que então vai "para longe, para sempre". No início do século XX, os hospitais psiquiátricos, os manicômios, funcionavam como local destinado a conter os loucos, os quais eram tidos como incuráveis. A viagem até Barbacena certamente faz referência ao Hospital Colônia de Barbacena, conhecida instituição da cidade destinada ao tratamento de doentes mentais. Essa instituição pública ocupava um lugar geográfico estratégico, entre o centro de Minas e o Rio de Janeiro, e, por isso, o enorme número de pessoas lá internadas conferia à cidade considerável importância em uma época de limitado tratamento psiquiátrico.

A riqueza da descrição dos comportamentos e dos sentimentos no conto permite que tenhamos um ponto de vista que foge do senso comum sobre a doença mental. Em nenhum momento é emitido um juízo de valor, nada é visto pelo vértice do que é certo ou errado, as coisas simplesmente são o que são. A incompreensibilidade dos atos de mãe e filha é o que aponta para a presença da "loucura", da mesma forma que o diagnóstico psiquiátrico é realizado apoiando-se na fenomenologia do quadro clínico. De maneira muito clara, isso fica evidente na passagem:

[...] enfeitadas de disparates, num aspecto de admiração. Assim com panos e papéis, de diversas cores, uma carapuça em cima dos espalhados cabelos e enfunada em tantas roupas ainda de mais misturas, tiras e faixas dependuradas – virundangas: matéria de maluco.

O autor utiliza o recurso do neologismo (*virundangas*) e enriquece seu relato, referindo-se provavelmente a uma variação de "burundanga" (mistura de coisas imprestáveis) e à associação fônica com "bugiganga".

Também relatos sobre o curso da doença ficam claros em: "daí com os anos elas pioraram" e "isso não tinha cura, elas não iam voltar, nunca mais". Essa é a descrição de um quadro crônico e progressivo, processual, que caracteriza muitos transtornos mentais graves.

A questão genética da ocorrência de transtornos mentais em familiares é abordada e leva-nos até o desfecho da história. Mãe e filha apresentam a mesma condição, e ainda se levanta a possibilidade de que também o filho tenha a doença: "Em tanto que se esquisitou, parecia que ia perder o de si, parar de ser. Assim num excesso de espírito, fora de sentido".

Estaria o autor se referindo à manifestação da doença também em Sorôco? Ou seria essa a expressão da empatia de Sorôco com o modo de existir de sua mãe e filha independentemente da doença delas? Assim, somos conduzidos ao questionamento central do conto.

Sorôco já havia demonstrado antes o acolhimento da loucura em sua mãe e filha no pouco que falou: "Ela não faz nada, seo Agente", "Ela não acode quando a gente chama". O "não" presente em suas duas afirmações demonstra um caráter de aceitação e resignação em relação às suas atitudes. Também as pessoas mostram seu acolhimento no momento em que entoam o mesmo canto de loucura, em um entendimento baseado em compartilhar aquele sofrimento.

A epifania coletiva de Sorôco e da população mostra a capacidade do ser humano de penetrar no sentimento do outro e compreender seu modo de ser no mundo, além do diagnóstico, dos termos técnicos e dos padrões. O sofrimento individual é único, mas pode ser compartilhado empaticamente, seja no adoecimento ou em qualquer condição existencial.

33

A NÁUSEA
DE JEAN-PAUL SARTRE

Antonio E. Nardi
Táki Athanássios Cordás

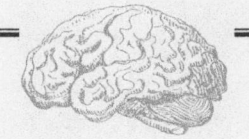

Jean-Paul Sartre nasceu em 1905, em Paris, e faleceu na mesma cidade, em 1980. Sobre Sartre é possível dizer que foi novelista, autor de peças teatrais, filósofo expoente do existencialismo, professor universitário, ativista político e, embora agraciado com o Nobel de Literatura, em 1964, declinou do prêmio por meio de uma longa carta em que defendeu sua liberdade como escritor e suas opiniões políticas.

Quando estudante, iniciou um relacionamento romântico e intelectual com a escritora e filósofa Simone de Beauvoir, relacionamento este que, apesar das diferentes ligações amorosas de ambos com outros parceiros, durou por toda a vida.

A náusea, obra aqui discutida, é seu primeiro romance, publicado em 1938. Sartre adotou o método fenomenológico do filósofo alemão Edmund Husserl e usou-o em três trabalhos teóricos sucessivos: *A transcendência do ego*, *A imaginação* e *Um esboço para uma teoria das emoções*. No entanto, foi em *O ser e o nada* que Sartre expôs toda a sua teoria e assumiu definitivamente seu papel como filósofo. O uso da liberdade e a ação precedendo a essência são novamente afirmados em *O existencialismo é um humanismo*, de 1946.

Seus romances *O muro*, *Os caminhos da liberdade* e *Sursis*, entre outros, e suas peças de teatro, como *Entre quatro paredes*, *As moscas*, *O diabo e o bom Deus*, entre várias outras, são instrumentos para popularizar e difundir suas ideias.

Em 1950, ao filiar-se ao Partido Comunista Francês, assume o papel de filósofo engajado, buscando uma harmonização entre suas ideias e o marxismo, mas sua adesão ao comunismo começa a desabar, em 1956, a partir da invasão dos tanques soviéticos em Budapeste.

POR QUE LER?

O romance *A náusea*, que o filósofo e escritor francês Jean-Paul Sartre nos apresenta na forma de um diário do personagem-narrador, Antoine Roquentin, é uma introdução ao existencialismo. Inicialmente, Sartre deu o nome de *Melancolia* ao romance, mas depois mudou para "náusea" por sugestão dos editores. Ambos os nomes descrevem bem o mal-estar do personagem em relação à vida, em especial às relações entre os indivíduos. Trata-se de um livro denso e fundamental para a compreensão do existencialismo, linha filosófica que reafirma a importância da liberdade e da individualidade. É um livro reflexivo, que permite uma série de interpretações. Aborda a questão mais fundamental do homem – o objetivo e as motivações da vida – e o quão irracional essa relação pode ser. Ao ser publicado, em 1938, reflete uma Europa conturbada por diferentes forças políticas e imersa em uma triste guerra.

A história descreve a falta de sentido nas relações interpessoais. Roquentin, um fictício historiador que já morou na África e na Ásia, viaja à cidade de Bouville (a cidade – *ville* – da lama – *Boue*), na França, para escrever a biografia do Marquês de Rollebon, um indivíduo da corte de Luís XVI, no século XVIII, mas seu sentimento em relação à sociedade e à humanidade muda concomitantemente à decepção pela biografia do Marquês. Roquentin passa a sentir uma intensa e periódica náusea em relação à existência humana. Os episódios de náusea são intensos e recorrentes, com sensação clara de despersonalização e desrealização, descritas detalhadamente por Sartre. Isso torna a vida de Roquentin cada vez mais insuportável.

Os momentos mais importantes do romance são as discussões de Roquentin com outros personagens, como o "autodidata" e Anny. Esses diálogos são de grande profundidade intelectual e abrem aos leitores todo um questionamento que irá formar a base da filosofia existencialista.

Roquentin é um indivíduo niilista e descrente do ser humano. Essas características se contrapõem ao "autodidata", um funcionário de uma biblioteca que pretende ler todos os livros desse lugar e instruir-se sozinho. É um personagem humanista, considerado por Roquentin um despreparado para lidar com a questão da existência. São os diálogos mais interessantes do livro, em que a contraposição humanismo *versus* existencialismo torna-se personificada por meio dos personagens. Um dos momentos mais simbólicos entre os dois personagens é quando Roquentin esmaga uma mosca na biblioteca apesar da insistência do "autodidata" para que não faça isso. Roquentin argumenta que libertou a mosca de sua miserável existência. Esse triste momento deixa clara a melancolia presente no existencialismo de Sartre.

A personagem Anny é uma paixão antiga de Roquentin, mas que não consegue preencher seu vazio existencial. Talvez ela também esteja sem esperança na essência do ser humano. A relação entre eles se desintegra e aumenta o mal-estar de Roquentin. Sartre descreve aí a repugnância de existir, a repugnância à existência do outro e a repugnância de tudo que não tem sentido. Anny acreditava que momentos de vida perfeitos poderiam ocorrer em situações especiais, mas sua desilusão no amor com Roquentin se transformou em uma desilusão maior, para com todo o ideal de existência.

Roquentin, apesar de jovem, aos 30 anos, vê sua vida sem esperança devido à náusea de existir que se concretiza em crises de despersonalização e desrealização. Seu descrédito pela vida é tão intenso que, como diz Roquentin, nem o desejo de morrer tem lugar. O personagem é um indivíduo introspectivo e observador, com contato com poucas pessoas. Tem uma vida paralela ao ambiente ao seu redor, isolada, com traços possivelmente esquizoides.

No início do livro, a vida de Roquentin se confunde com a vida do Marquês de Rollebon, que chega a estar presente nos sonhos do primeiro. Essa relação nos revela um homem tentando fugir de sua própria existência, mergulhando na existência de outro homem. Roquentin descreve seu desconforto ao observar objetos inanimados, como um copo de cerveja "Spatenbrau". Nesse caso, o personagem reconhece que o fato de não conseguir olhar diretamente para seu copo de cerveja é incompreensível para as outras pessoas no bar.

É nessa situação, de certa identificação excessiva com o personagem de seus estudos, que Roquentin tem o primeiro episódio de náusea, e representa a linha de pensamento de que a "existência precede e governa a essência". Sartre afirma que os seres humanos são inteiramente livres e que nossas escolhas e essência não são predeterminadas. Essa liberdade completa, entretanto, vem acompanhada de total responsabilidade por nossas ações. Apesar de o livro receber esse nome devido ao sintoma principal, o episódio de mal-estar é muito mais do que uma grave náusea. Trata-se de uma grave crise de despersonalização/desrealização, com profunda desvalia pelas relações humanas. O personagem entende, a partir dessas crises de náusea, que a vida é inócua e sem embasamento. A crise dá tonalidade a todo o desprezo de Roquentin pela vida, e esse desprezo acaba sendo o motivo da vida de Roquentin, às vezes sendo mais importante do que a própria vida. Assim, o personagem vive no limite da própria sanidade. É interessante notar que Roquentin descobre que apenas a música pode tirá-lo da situação de náusea pela vida. Em outras palavras, a música pode inebriar a mente e fazê-la esquecer da mesquinhez da existência.

A náusea nos apresenta um niilismo exagerado com questões intelectuais sobre o sentido da existência. É um livro complexo, escrito por um filósofo inquieto e melancólico com a existência e as relações humanas. Traduz as dúvidas intelectuais e o sofrimento cotidiano de Sartre.

34

SENHORITA ELSE
de ARTHUR SCHNITZLER

Daniel Martins de Barros

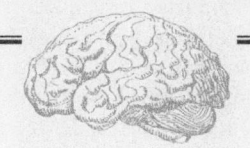

Arthur Schnitzler foi um dos melhores tradutores, na literatura e no palco, da moral burguesa que deu o tom ao século XIX, cujo espírito, em muitos aspectos, atravessou o século XX, invadindo o XXI. Austríaco de Viena nos tempos mais agitados intelectualmente, Schnitzler nasceu em 1962, em uma família de médicos. Seu pai, judeu-húngaro, era um famoso otorrinolaringologista; seu avô materno, seu irmão e seu cunhado eram médicos; e ele mesmo ingressou na Faculdade de Medicina da Universidade de Viena em 1879. Em 1886, já formado, começou a trabalhar como médico assistente de Theodor Meynert, psiquiatra alemão que fez carreira na Áustria como diretor de uma clínica psiquiátrica ligada à Universidade de Viena. Ele era um exímio neuropatologista, tendo descrito pela primeira vez diversas estruturas e células cerebrais. Três anos antes, na mesma clínica, trabalhara o jovem neurologista Sigmund Freud, que posteriormente se afastaria do diretor por discórdias quanto à eficácia da hipnose, já que Meynert estava mais interessado nos aspectos físicos das doenças mentais.

Mas, mesmo antes dessa experiência, que o aproximava da abordagem médica do mundo mental, Schnitzler já demonstrava interesse pela visão psicológica das doenças, tendo publicado no ano anterior o artigo "Sobre a afonia funcional e seu tratamento pela hipnose e sugestão".

Sua vida literária teve início durante os anos de formação, tendo escrito contos e ensaios. Sentia-se dividido, pois dizia que "não se pode ser pleno poeta e pleno médico ao mesmo tempo. Jogado para lá e para cá entre ciência e arte, não entrego meu pleno eu a nenhuma das duas e me atrapalho pela poesia no trabalho e pelo trabalho na poesia". Somente após a morte de seu pai e o abandono da prática médica, lançou-se mais firmemente na vida literária, produzindo peças, contos e romances.

A experiência na clínica de Meynert não foi a primeira, tampouco a única, semelhança entre Freud e Schnitzler. Era tanta que não passou despercebida nem por eles mesmos – são famosas as palavras do fundador da psicanálise dirigidas a nosso autor: "Sempre que me deixo absorver profundamente por suas belas criações parece-me encontrar, sob a superfície poética, as mesmas suposições antecipadas, os interesses e conclusões que reconheço como meus próprios. Ficou-me a impressão de que o senhor sabe por intuição – realmente, a partir de uma fina auto-observação – tudo que tenho descoberto em outras pessoas por meio de laborioso trabalho".

Ao traçar um painel da vida burguesa na Viena de sua época, que conhecia muito bem pela sua intensa vida galante, Schnitzler aprofundou-se na alma humana como que tentando descrever a sociedade de dentro para fora. Os problemas financeiros, os conflitos ocultos nas famílias – as adúlteras e as incestuosas –, o vício, a angústia, escondidos sob a etiqueta e a aparência, revelam-se na vida mental dos personagens, expondo a hipocrisia da sociedade vienense, levando sua obra o epíteto de escandalosa – "Meu querido pornógrafo", dirigiu-se a ele o escritor amigo von Hofmannsthal. E Adolf Hitler referiu-se à obra de Schnitzler como "imundices judaicas".

Várias de suas obras ganharam adaptação para o cinema, como *A ronda* (por Max Ophüls, em 1950), *Breve romance do sonho* (adaptado por Stanley Kubrick como *De olhos bem fechados*), *O médico das termas* (*Corações covardes*, filme italiano de 1990) e mesmo *Senhorita Else* (filmado na Alemanha).

POR QUE LER?

Lançado em 1924, *Senhorita Else* é uma pequena novela marcada pelo monólogo interior, técnica narrativa que o próprio Schnitzler introduzira na língua alemã, em 1900, com o conto "Tenente Gustl".

A história é quase totalmente contada por meio do fluxo de pensamentos de Else, de 14 anos, bela filha de uma família burguesa hospedada em um hotel no interior da Itália, no transcurso de um único dia.

Por meio de poucos diálogos e dos muitos pensamentos dela, ficamos sabendo que a família se encontra à beira da ruína social por estar financeiramente arruinada. Acompanhamos também a crescente angústia da personagem, que começa com questões ligadas aos desejos e às dúvidas próprias de uma jovem, mas passa por relações conflituosas entre os membros da família, por uma intolerância à hipocrisia, até atingir o conflito máximo, quando defrontada com a solução para a bancarrota familiar: a pressão dos pais para que Else aceite a generosa oferta de 60 mil florins do rico senhor Dorsday, que se dispõe a dar dinheiro à família desde que possa vê-la nua por apenas 15 minutos.

Graças ao "monólogo de pensamentos" – como Schnitzler o chamava –, temos a oportunidade de ver suas reações no momento mesmo em que surgem, passando da revolta inicial para certo prazer mal confesso, gerando um conflito intolerável, que culmina em uma crise "histérica" quando Else mostra-se de fato nua ao barão, mas no meio do cassino, diante de toda a sociedade.

Não parece ser casual o fato de essa ser considerada uma das principais obras de Schnitzler. Nela, ele usa com maestria a técnica que o ajudaria a se destacar – o monólogo interior – para tratar de diversos temas caros à sua literatura-diagnóstico: conflitos entre gerações e entre familiares, temas tabu, como virgindade, pureza, hipocrisia e jogatina, e tudo isso culminando em uma crise histérica, bem ao gosto de sua época, pois o século XIX conheceu um grande interesse pela histeria, diagnóstico sempre envolto em controvérsia e em questões de gênero e de sexualidade. O nome "histeria" já estava presente na antiguidade grega, fazendo referência ao útero (do grego, *hysteron*); Platão já descreve no diálogo *Timeu* que esse órgão migrava pelo corpo da mulher, sobretudo se, após a puberdade, ele não gerasse filhos. Isso afetaria o funcionamento dos órgãos e geraria doenças e angústia.

Na época de Schnitlzer, "histeria" passou a se referir a um problema dos nervos, e médicos como seu mestre Teynert e o famoso Charcot investiam no estudo dos sintomas neurológicos de origem obscura. Ambos procuravam no cérebro as causas da histeria, e talvez não seja coincidência o fato de Freud ter sido aluno de ambos. Este publicaria, mais tarde, o livro *Estudos sobre a histeria*, com Josef Breuer. A grande virada era a hipótese de que a causa da histeria era psíquica, e não neurológica, lançando as bases da psicanálise. Desde então, o termo "histeria" veio sendo aplicado a uma plêiade de sintomas, até ser abolido das classificações oficiais modernas.

Hoje, os transtornos dissociativos são os que mais se aproximam do antigo conceito de histeria. Esses transtornos são definidos pela perda das lembranças, da consciência, da identidade, das sensações imediatas ou do controle dos movimentos corporais. Manteve-se a hipótese da origem psicológica do problema, motivada pela confrontação com situações geradoras de grande sofrimento mental, insuportáveis para a pessoa, culminando em sintomas que extravasam o conflito interno, exatamente como parece ter ocorrido com Else. A cena final do livro, após o uso de Veronal pela personagem-título, é um turbilhão que não permite ver se a morte ou outro estado de consciência a traga.

Senhorita Else ajuda a compreender os muitos conflitos internos que acompanham os quadros dissociativos e resume a aguda capacidade de Schnitzler de observar e descrever quadros psicopatológicos. Isso não passou despercebido ao próprio Freud, que confessa – entre o constrangimento e a inveja –, em uma carta escrita ao autor:

> tenho de lhe fazer uma confissão, que peço não divulgar seja com amigos, seja com inimigos. Importunei-me com a questão de como durante todos esses anos nunca procurei sua companhia e usufruí de uma conversa com o senhor (supondo que tal não lhe seria incômodo). A resposta é esta confissão extremamente íntima: penso que o evitei a partir de uma espécie de temor de encontrar o meu "duplo". [...] Sempre que me deixo absorver profundamente por suas belas criações, parece-me encontrar, sob a superfície poética, as mesmas suposições antecipadas, os interesses e conclusões que reconheço como meus próprios. Seu determinismo e seu ceticismo – o que as pessoas chamam de pessimismo –, sua profunda apreensão das verdades do inconsciente e da natureza biológica do homem, o modo como o senhor desmonta as convenções sociais de nossa sociedade, a extensão em que seus pensamentos estão preocupados com a polaridade do amor e da morte, tudo isso me toca com uma estranha sensação de familiaridade. Assim, ficou-me a impressão de que o senhor sabe por intuição – realmente, a partir de uma fina auto-observação – tudo que tenho descoberto em outras pessoas por meio de laborioso trabalho.

35

MACBETH
DE WILLIAM SHAKESPEARE

Zacaria Borge Ali Ramadam
Táki Athanássios Cordás

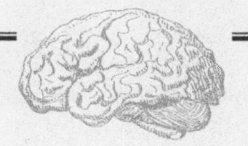

William Shakespeare nasceu em Stratford-upon-Avon, em 1564, e faleceu na mesma cidade, em 1616. Tom Payne, o editor de *Encyclopedia of Great Writers*, começa o verbete sobre "o bardo de Avon" de maneira muito curiosa, afirmando que Shakespeare pode ter sido qualquer um. Sugere que as obras podem ter sido escritas por Francis Bacon ou pelo Conde de Oxford ou, ainda, por Marlowe, já que alguns afirmam que o verdadeiro Shakespeare não tinha educação formal para tanto o quanto escreveu. Parece que hoje, porém, a maioria defende de maneira encarniçada que Shakespeare realmente foi Shakespeare e escreveu tudo o que Shakespeare escreveu, embora pouco se conheça sobre sua vida real. Sabe-se que aos 18 anos casou-se com uma jovem local, Anne Hathaway, tendo dessa união dois filhos. Em 1584, aparece em Londres como autor teatral, gozando então de fama e fortuna. Não se conhece a ordem exata da produção de suas peças. *Macbeth*, aqui analisada, foi apresentada no Globe Theatre, em Londres, entre 1505 e 1506, sendo publicada em 1623 pela First Folio. Sugere-se que o texto original tenha sido parcialmente corrompido e que alguns trechos tenham se perdido.

POR QUE LER?

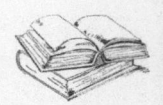

A dramaturgia de Shakespeare é mais divulgada e conhecida por meio de *Hamlet* e *Romeu e Julieta* em detrimento de outras peças igualmente admiráveis.

Contudo, nesta nossa época de grandes ambições, disputas de poder, vaidades narcísicas, traições e covardias, nenhuma tragédia é tão atual quanto *Macbeth*, rica de ensinamentos psicológicos e psicopatológicos – paixões humanas que nem as mais sofisticadas culturas conseguiram sepultar.

Não por acaso, a peça deu origem a duas primorosas obras cinematográficas, a de Orson Welles, em 1948, e a de Roman Polanski, em 1971, também pouco divulgadas. Em 1957, Kurosawa dirigiu uma adaptação de *Macbeth* cujo título, em português, é *Trono manchado de sangue*, considerada pelo crítico Harold Bloom a melhor adaptação cinematográfica de *Macbeth*.

Nosso tempo, relegando ao ostracismo as dúvidas e reflexões hamletianas, está, certamente, muito mais sincronizado com o destino de Macbeth e de sua esposa, enredados em uma trama cruel e sem saída.

Além disso, a peça registra, em um de seus atos, uma das mais intrigantes manifestações psicopatológicas, relacionada a turvação de consciência, onirismo, pseudoalucinações e dissociação histérica, ilustrativa do conceito de compreensão proposto por Karl Jaspers.

Criada entre 1600 e 1620, segundo os historiadores, a tragédia se passa na Escócia, onde Macbeth, primo e fiel vassalo do rei Duncan, graças aos seus atos de bravura, credencia-se a sucedê-lo no trono.

A caminho de seu palácio, na companhia de Banquo, Macbeth cruza com três bruxas que o saúdam como rei, vaticinando seu destino de monarca. Banquo é saudado como pai de futuros reis.

Seduzido pelos augúrios e dominado pela ambição, Macbeth arquiteta com a esposa (Lady Macbeth) um conluio para apressar sua ascensão ao trono, por meio do assassinato de Duncan.

Em viagem, o rei, confiante em tão dedicado e fiel vassalo, resolve pernoitar no palácio de Macbeth, propiciando, assim, oportunidade para a sinistra empreitada.

Sorrateiramente, Macbeth o apunhala durante o sono e, para despistar, atribui o crime aos dois guardas do quarto – previamente embriagados por Lady Macbeth –, executando-os de imediato.

Conforme o previsto, Macbeth se torna rei, porém, como não tem filhos, reflete que seu procedimento apenas facilitaria a ascensão dos herdeiros do Banquo ao poder, conforme a predição das feiticeiras.

Ainda movido pela ambição, no intuito de obstar seus possíveis sucessores, contrata dois sicários para matar Banquo e seus filhos; na refrega, o amigo é morto; os filhos, porém, salvam-se do atentado.

Desenrola-se, então, o drama do casal criminoso, atormentado por medos e sentimentos de culpa, sofrendo importantes transtornos psicopatológicos.

Em um banquete de recepção aos nobres no palácio real, Macbeth alucina e vê o fantasma de Banquo sentar-se em sua cadeira; Lady Macbeth passa a ver manchas de sangue e sentir seu cheiro, lavando as mãos obsessivamente, como a purificar-se, e vaga pelo palácio, à noite, com uma vela acesa.

É clássica a cena em que ela perambula, e o médico observa para uma criada:

– "Veja, seus olhos estão abertos.
– Sim, diz a criada, mas os sentidos estão fechados."

Com maestria, Shakespeare vai registrando um elenco de transtornos psicopatológicos que, embora passíveis de compreensão (conforme postulou Karl Jaspers), permanecem ainda obscuros no que concerne aos seus mecanismos biológicos de neurotransmissão.

Questões como sonambulismo, pseudoalucinações, dissociação histérica ou estados crepusculares, enfim, numerosos problemas referentes à sensopercepção, entram nessa pauta controversa da propedêutica psiquiátrica.

O texto suscita muitas discussões, inclusive na esfera ética, já que, na relação com o poder, todo ser humano traz, dentro de si, um Macbeth adormecido, no confronto com pais, chefes, diretores e outras figuras de autoridade.

Sabiamente, Shakespeare não oferece nem soluções, nem falsas esperanças. Quase no fim da peça, Macbeth observa: "A vida não é senão uma sombra passageira, um pobre ator [...]. É uma história contada por um idiota, com muito som e fúria, que nada significa".

O desfecho da tragédia fica reservado ao prazer da leitura e às reflexões do leitor.

36

O DETETIVE NERO WOLFE
DE REX STOUT

Carlos v. K. Hübner
Táki Athanássios Cordás
Daniel Martins de Barros

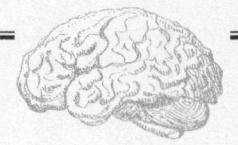

Rex Stout nasceu em Noblesville, Indiana, em 1886, e morreu em Danbury, Connecticut, em 1975. Filho de um casal de religiosos Quakers, desde cedo foi estimulado a ler, sendo campeão estadual de competição de soletrar aos 13 anos.

    Considerado um menino prodígio em Matemática, abandonou a Universidade de Kansas para se alistar na marinha durante a Primeira Grande Guerra. Após a guerra, exerceu inúmeras profissões, "umas trinta, em seis estados americanos", vendendo alguns poemas e contos, até desenvolver, juntamente com seu irmão, um sistema bancário de poupança para estudantes que lhe rendeu fortuna. Com o dinheiro ganho, mudou-se para Paris e dedicou-se a escrever seus primeiros romances.

    A crise de 1929 levou-lhe o dinheiro ganho como homem de negócios; contudo, foi o ano em que escreveu seu primeiro livro, *How Like a God*. A partir daí, lançou ao menos um livro por ano, exceto durante a Segunda Guerra, quando se dedicou à literatura de propaganda. Em 1934, lançou a primeira história de Nero Wolfe, mantendo a regularidade na publicação de suas aventuras até 1975, ano de sua morte.

    Ativista político, combateu o nazismo em programas de rádio e pelos jornais após voltar para a América. Faleceu aos 88 anos, um mês após lançar seu último romance da dupla Nero Wolfe – Archie Goodwin, *A family Affair*. Seus romances foram traduzidos para 22 idiomas e calcula-se que pelo menos 45 milhões de livros da dupla já foram vendidos.

Em 1979, o fã-clube norte-americano de Nero Wolfe, The Wolfe Pack (o Bando do Wolfe), instituiu o Nero Award para o melhor romance policial (no estilo Nero Wolfe, claro) lançado no ano anterior nos Estados Unidos. Vários romancistas de renome já foram agraciados com este que se tornou um dos prêmios mais cobiçados da literatura de mistério.

POR QUE LER?

Nero Wolfe nasceu em Montenegro, parte da então Iugoslávia, em data desconhecida. Segundo sua própria descrição, aos 16 anos, abandonou a casa de seus pais e, durante 14 anos seguidos, viveu de maneira errática pela Europa, pela Ásia e pela África.

Em 1930, chegou em condições desconhecidas aos Estados Unidos, onde quase imediatamente se naturalizou americano. Não são muitas as informações sobre o que fez até chegar à América: vagou pela Europa e pela África, trabalhou para a Áustria durante o período anterior à Primeira Guerra Mundial, em um obscuro episódio que envolveu uma provável traição à Áustria. Combateu alemães e serviu de consultor para o FBI até estabelecer-se como detetive em Manhattan.

Profundamente agorafóbico, mas sem o confessar, Wolfe, invariavelmente vestido em terno, gravata e camisa amarelo-canário, não sai das dependências de sua casa em Nova York, na 34 West, em hipótese alguma (ou quase). Circulando entre a cozinha, seu escritório, o quarto e o imenso orquidário no piso superior, com cerca de 10 mil espécies variadas de orquídeas, Wolfe passa seus dias de maneira extremamente metódica e reclusa.

Para evitar qualquer ameaça de exposição externa, Nero Wolfe cerca-se de empregados que moram em sua residência, como Archie Goodwin, seu assistente e guarda-costas, Fritz Brenner, seu cozinheiro, e o especialista em orquídeas Theodoro Horstmann. Tem intensa aversão a ser tocado por qualquer pessoa; sua casa tem alarmes que soam se alguém se aproxima a menos de dois metros da porta de seu quarto, assim como de sua estufa de orquídeas.

Além de desvendar crimes insolúveis para a polícia, esse detetive particular, grande e obeso (algo em torno de 150 quilos), tem como únicos grandes prazeres cultivar orquídeas, beber cerveja (entre 5 e 6 litros por dia) e comer muito bem, é claro. Cerca de 250 receitas das peripécias culinárias executadas por Nero Wolfe e, principalmente, por Fritz Brenner aparecem nas dezenas de livros publicados pelo autor.

Archie Goodwin é invariavelmente enviado para trazer as provas que a mente genial de Wolfe junta, analisa e sempre soluciona em suas mais de 70 histórias, desde 1934, elaboradas por Rex Stout.

Wolfe é tão agorafóbico que usa o serviço de entrega domiciliar ou seus funcionários para qualquer compra, por menor que seja, e prefere que Archie não saia de casa quando há alguma ameaça de chuva e trovões. Várias nuanças de seu comportamento fóbico aparecem nas dezenas de contos e romances de Nero Wolfe: seu intenso desconforto quando viaja de trem para um encontro de mestres cozinheiros ("Les Quinze Maîtres"), o medo de ficar sozinho no trem, o mau humor contagiante por ser forçado a sair de casa. "Nove entre dez lugares para onde as pessoas iam não eram nem um pouco melhores do que aqueles de onde vinham", gostava de dizer. Odiava "coisas que se mexiam", agarrava-se aos braços da poltrona de sua cabine e sofria intensamente durante a viagem.

Em sua primeira aventura publicada, *Fer-de-lance* (traduzido como *Serpente* na edição brasileira), já no final de uma longa investigação, às vésperas da prisão do suspeito, Nero Wolfe envia-lhe uma cópia de todas as provas de seus crimes já descobertos. Sem saída, e prevendo sua condenação à pena capital, o bandido, após examinar os documentos, prefere o suicídio.

Archie, irônico, diz ao chefe que permitir ao bandido seu suicídio (e de alguma forma induzi-lo) foi mais uma das artimanhas de Wolfe para evitar futuras e obrigatórias saídas de casa para os tribunais, o que seria obrigado a fazer no caso de o assassino ser preso.

– "É verdade", admite Wolfe.

Sua rotina diária é absolutamente metódica, quase anancástica: sempre se levanta às 8 horas, independentemente da hora que tenha ido dormir, toma café no quarto "dando uma olhada" nos jornais, fica das 9 às 11 horas e das 16 às 18 horas na estufa, com o "velho Hortsmann", e almoça e janta pontualmente. Como boa parte dos indivíduos obsessivos, tem tiques motores, especialmente quando concentrado na resolução de crimes: "seus lábios grossos formam um pequeno bico bem apertado, um movimento quase imperceptível, depois voltam ao normal, repete o movimento e volta ao normal, várias vezes, enquanto seus dedos descrevem círculos no ar...".

Nero Wolfe tem horror a mulheres, apesar de deixar escapar que fora casado antes de emigrar para os Estados Unidos e que sua esposa tentou assassiná-lo com compressa embebida em veneno. Seus comentários sobre mulheres são pouco sutis: "você pode confiar em mulheres para qualquer coisa, menos para a constância", ou "quando elas se apegam às vocações para as quais são melhor adaptadas, como a bajulação, a velhacaria, a arte de sofismar, a autopromoção, a mistificação e a incubação elas são criaturas magníficas".

Com Archie Goodwin, seu assistente, Nero Wolfe compõe uma originalíssima versão norte-americana da dupla Sherlock Holmes e Dr. Watson. Sua leitura permite não apenas compreender as vivências de alguém que padece com sintomas ansiosos, como a angústia de sair de casa ou o apego patológico a rituais, mas também perceber a pessoa para além de seus sintomas. Afinal, se o trabalho de Wolfe é prejudicado por sua dificuldade em sair, de alguma forma é compensado por sua obsessão aos detalhes.

Um interessantíssimo Sherlock Holmes agorafóbico e obsessivo.

37

A VIDA SECRETA DO SENHOR DE MUSASHI E A CHAVE
de JUNICHIRO TANIZAKI

Alexandre Saadeh
Táki Athanássios Cordás

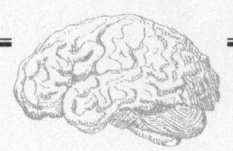

Junichiro Tanizaki nasceu em Tóquio, em 1886, em uma abastada família de comerciantes. Nascido 18 anos depois da revolução social da era Meiji, que levou a um declínio financeiro de sua família, teve uma educação que incluía a frequência assídua a grandes espetáculos de teatro.

Estudou Literatura Japonesa na Universidade Imperial de Tóquio. Seu primeiro trabalho divulgado foi uma peça de um único ato, publicada em 1910 em uma revista que ajudara a fundar.

Nesses anos, levou uma vida boêmia e, em função disso e das dificuldades financeiras familiares, acabou sendo expulso da Universidade.

Tanizaki casou-se pela primeira vez em 1915, com uma antiga gueixa, ligação esta que se tornaria um conturbado triângulo amoroso envolvendo seu amigo Satö Haruo, um renomado poeta e contista. Tanizaki e Satö conheceram-se em 1916 e tornaram-se afetuosos amigos. O envolvimento de Satö com a esposa de Tanizaki levou ao fim da amizade. Após o divórcio da mulher, em 1930, Tanizaki voltou a casar-se três vezes, sempre com mulheres muito mais novas que ele.

O terremoto de 1930 levou-o a mudar-se para a região de Osaka, onde aguardou a reconstrução de Tóquio. Aos 37 anos, Tanizaki já alcançara certo renome com romances, peças de teatro e argumentos cinematográficos audaciosos, que chocavam os meios mais conservadores.

Junichiro Tanizaki faleceu em Yugawara em 30 de junho de 1965. É autor de uma amplíssima obra literária, que engloba poesia, ensaios, contos, novelas e alguns roteiros teatrais e cinematográficos. A maior parte de suas obras é marcada pela constante tensão entre os valores ocidentais e a cultura tradicional japonesa, pelo erotismo, o amor, o sexo e práticas amorosas transgressoras. Frequentemente encontramos em suas obras a figura da *femme fatale*, tema constante do *fin de siecle*, desenvolvido particularmente pelo decadentismo francês que Tanizaki conhecia muito bem. Entre suas obras mais importantes, além das duas aqui analisadas, podemos citar *Diário de um velho louco* (seu último romance, de 1962), *Naomi*, *As irmãs Makioka*, *A chave*, *Há quem prefira urtigas* e *Elogio da sombra*.

Neste último, o autor enaltece a beleza da sombra, da simplicidade clássica, das cores tênues da estética japonesa, contrapondo-se ao brilho exagerado e à luz excessiva dos ocidentais. Um excerto desse livro é citado, dada sua popularidade, no filme *Dodeskaden*, de Kurosawa.

A vida secreta do senhor de Musashi

POR QUE LER?

A novela conta a história do senhor de Musashi, nascido no século XVI, época de importantes guerras civis no Japão. Época do xogunato e dos samurais. Nas palavras do autor: "O senhor de Musashi foi o líder mais destemido e cruel de seu tempo". Baseada em dois escritos, "Sonho de uma noite", da monja Myôkaku, e nos manuscritos de "Confissões de Dôami", que serviu ao senhor de Musashi, o que se constrói é a busca de uma história da sexualidade e do comportamento do personagem.

O relato se inicia na infância de Terukatsu (senhor de Musashi, título que herdará do pai, Terukumi), quando é enviado como refém para o castelo de Ojika, de Tsukuma Ikkansai, senhor de província vizinha com quem seu pai tinha tratado de paz e do qual provavelmente seria vassalo.

Aos 12 anos, proibido de participar das batalhas por causa da pouca idade, apesar de filho de samurai, fica restrito à convivência com crianças e mulheres de todas as idades. Entra, então, em contato, a partir da conivência com uma senhora mais velha, com a tarefa feminina de preparar os corpos dos guerreiros mortos e suas cabeças decepadas. Introduzido no espaço onde as cabeças dos guerreiros são lavadas e preparadas ("adornar cabeças") pelas mulheres para posterior inspeção do comandante, sente excitação intensa ao observar certa garota pentear, manusear e preparar uma cabeça de guerreiro.

Em sua segunda visita, excita-se e emociona-se intensamente ao observar a mesma menina da noite anterior preparar com cuidado e atenção, exibindo um sorriso de satisfação, outra cabeça. Sente prazer em imaginar que gostaria de se transformar em uma cabeça para ser manuseado com tanto cuidado e produzir o sorriso de satisfação que vê na garota. Assusta-se com a fantasia e tem imediata noção de que entrou em contato com algo mórbido e sem controle para ele.

As fantasias que passa a ter com cabeças sem nariz o dominam, e isso irá marcá-lo por toda a vida.

Nessa novela, temos todos os elementos constituintes de uma parafilia, ou transtorno de preferência sexual: o início na infância ou pré-puberdade, a recuperação da sensação, a fantasia, o estabelecimento na adolescência e sua elaboração e vivência na fase adulta.

A descrição da manipulação das cabeças pelas mulheres, observada durante as visitas furtivas do menino ao lugar onde eram preparadas, e da consequente excitação e desejo de sentir novamente aquela estranha e incompreensível sensação permite entender como se inicia e se estrutura o prazer parafílico.

A recuperação e a vivência repetida na adolescência estruturam e solidificam esse tipo de prazer. Daí a necessidade de promover situações em que tal prazer possa ser vivido sem culpas ou questionamentos, ou mesmo longe da censura social, o que ajuda a estruturar e elaborar o prazer parafílico, bem como a atingi-lo.

O prazer vivenciado no ato sexual com a esposa ou outras mulheres, associado à parafilia, causa sofrimento e angústia em quem participa da atividade, fundamentando o que se pode chamar de fetichismo acompanhado de sadismo e masoquismo e todas as suas características mais marcantes, em que o constituinte do prazer é a particularidade do apetite sexual, e não a participação consciente e ativa do outro. Um exercício de poder cuja força se baseia na possibilidade de esconder e no qual, frequentemente, o caráter explícito diminui o próprio prazer.

A chave

Escrito cerca de 25 anos após *A vida do senhor de Musashi*, *A chave* contém elementos interessantes e descrições complexas da vida sexual de um casal. Ele, chamado apenas de "meu marido", com 56 anos, e ela, Ikuko, com 45, são casados há 20 anos e têm uma filha de idade incerta (idade de se casar), Toshiko.

O romance é escrito em forma de relatos de diários, tanto dele quanto dela, que vão desde 1º de janeiro até 11 de junho de um certo ano.

A dissimulação, as mentiras, os jogos e o uso do sexo e do afeto estão presentes e são relatados de forma elaborada e de maneira paulatinamente crescente ao longo do texto.

O jogo familiar do não dito, não lido, mas dito e lido faz do livro uma teia de relacionamentos, em que a busca do prazer e o jogo de poder estão presentes todo o tempo.

O poder que Ikuko e Toshiko têm em relação ao marido e pai, e mesmo em relação a Kimura, o objeto de desejo e satisfação da mãe e de manipulação por parte da filha, nos faz pensar na "passividade e submissão" feminina.

A submissão consentida para o exercício de poder, ao beber e deixar-se fotografar nua, faz de Ikuko um ícone das batalhas feministas não explícitas.

O que a psicologia evolutiva nos diz sobre o poder feminino em escolher e determinar a seleção sexual pode ser entendido em um texto claro e objetivo. Não podemos dizer que palatável. A sensação de náusea presente na relação estabelecida entre eles, bem como a mórbida curiosidade sobre como tudo isso vai acabar, fazem da teia dos diários uma leitura viciante e ao mesmo tempo exaustiva.

Nada que não seja acompanhado de sofrimento e angústia.

A "chave" em questão é a que dá acesso ao diário do marido, mas pode--se pensar que a chave é o que dá acesso às angústias do casal, à falta de comunicação explícita, à falta de espaço para discussão do que se deseja ou não em relação ao sexo. As questões referentes aos aspectos físicos e de desempenho estão presentes nas páginas dos diários e mostram-nos quanto pode ser deixado claro ou não em uma relação de casal de tão longa duração.

A angústia que causa a leitura do livro vai se estruturando aos poucos, página a página. Fica-se com a impressão da impossibilidade da relação monogâmica e fiel.

Lealdade é possível, mas a relação plena de confiança dependeria de tantas revelações e explorações que tornariam a comunicação problemática.

O que há em comum nos dois textos?

É bastante curiosa a maneira como o tema da sexualidade é abordado nos dois textos. Eles mostram talvez uma evolução, mas certamente uma mudança do autor no tratamento dado a esse assunto. Certo refinamento foi estruturado e buscado entre a realização de uma obra e outra. *A vida secreta do senhor de Musashi* foi publicada em 1931 e aborda a sexualidade, contida no texto, de maneira descritiva, objetiva, distante. Já em *A chave*, obra publicada em 1956, a sexualidade é mostrada em seus aspectos relacionais, humanos: menos concreta, mas mais complexa e intrincada, percebida em relacionamentos familiares e papéis sociais, muitas vezes com toques rodrigueanos, se for possível fazer esse paralelo.

Contextualizando escritor e textos, as obras foram escritas no Japão, antes e depois da Segunda Guerra, por um autor nascido em 1886. Um texto com refinamento documental, histórico, outro revelando sutilezas de relações impensáveis em uma cultura em que o íntimo, o privado, não se expõe nem entre marido e mulher, somente por meio de diário, mesmo que seja no pós-guerra e com toda a influência ocidental.

A sensibilidade na expressão da estruturação de uma parafilia e das dificuldades sexuais de um casal de meia-idade revela um autor interessado e sintonizado com as dificuldades humanas, independentemente de seu tempo e de sua cultura.

38
ENFERMARIA Nº 6
DE ANTON TCHEKHOV

Mauro Aranha-Lima

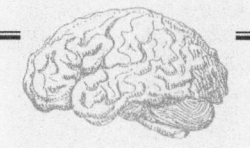

Depois de Kant, o pensamento sobre o mundo e o pensamento no mundo jamais foram os mesmos, persistindo assim até hoje. A realidade primeira e seus desígnios, ambos corolários de Deus, restaram não somente impalpáveis como também à margem das interrogações filosóficas.

A ciência, a incluir-se o campo investigativo e doutrinário da Medicina, erige-se, ao longo do século XIX, sob o método experimental, no lugar antes ocupado pelo sagrado.

Em 1884, Tchekhov, então com 24 anos, formou-se médico em Moscou e, ao longo de sua vida, interrompida pela tuberculose, em 1904, clinicou em regiões provincianas da Rússia. Nele, a biografia engendrou a obra. Sua literatura tem a objetividade e a precisão do cientista, sem eximir-se de expressar (contidamente, como era de seu estilo) as notas sutis da experiência emocional humana. E, se acreditava na força inexorável do progresso, entusiasta que era das aquisições científicas de seu tempo, permaneceu intransigentemente cético quanto à possibilidade de a ciência redimir as intempéries do espírito, materializadas na existência precária de seus próximos.

O conto de que nos ocupamos, publicado em 1892, foi escrito após a longa viagem do contista e dramaturgo russo à colônia penal de Sacalina, ilha situada para além das regiões geladas da Sibéria. Com seus pulmões já frágeis, ele não esclarece a seus amigos o motivo exato da viagem. O pouco que temos é o confidenciado em duas cartas – uma a Leontiev: "Por favor, não deposite esperanças literárias na minha viagem a Sacalina. Não estou indo para observar nem para buscar impressões, e sim para apenas viver de maneira diferente da que tenho vivido até hoje" e outra ao editor Suvórin: "Estou partindo plenamente convencido de que a minha viagem não trará uma contribuição valiosa nem para a literatura nem para a ciência [...] quero apenas escrever umas cem ou duzentas páginas e, com isso, pagar um pouco do meu débito para com a Medicina".

POR QUE LER?

Mas é essa viagem, no entanto, que nos faz arriscar a chave interpretativa de *A enfermaria nº 6*: o médico Tchekhov não se recusou a viver, no limite, a experiência das injustiças sociais perpetradas pela sociedade czarista de então aos seus pacientes, corroboradas mais ainda pela existência dos prisioneiros de Sacalina. Em Tchekhov, o médico é o mesmo que o homem; o homem, o mesmo que o escritor; o escritor, o mesmo que o personagem, o psiquiatra Dr. Andriéi Ráguin.

O Dr. Andriéi assume o cargo de médico assistente em um hospital para "dementes", em que "As janelas foram enfeiadas interiormente por grades de ferro. O soalho é cinzento, soltando lascas. Há um odor fétido de chucrute, pavios queimados, percevejos e amoníaco [...] Há na sala camas aparafusadas ao soalho. Nelas estão sentadas ou deitadas pessoas de roupão hospitalar azul [...]". Enfim, um manicômio.

Moldado pelo método científico, o Dr. Andriéi "sabe muito bem que, nos últimos vinte e cinco anos, a Medicina passou por uma transformação fantástica [...] em cem operações abdominais ocorre apenas um caso mortal [...]. E a teoria da hereditariedade, o hipnotismo, as descobertas de Pasteur e Koch, a higiene, a estatística?". Reflexivo, contudo, tem para si as insuficiências da inteligência humana e da ciência médica: "Para que existem os centros cerebrais, as circunvoluções, a visão, a fala, a autoconsciência, o gênio, se tudo está destinado a ir para debaixo da terra e, por fim, esfriar junto com a crosta terrestre e depois, durante milhões de anos, girar sem sentido e sem um objetivo, com a Terra, ao redor do Céu?"; e ainda mais, que "se a humanidade aprender realmente a aliviar seus sofrimentos por meio de gotas e pílulas, há de abandonar completamente a religião e a filosofia, nas quais até agora encontrou não só uma defesa contra todas as desgraças, mas até felicidade".

Assim, bem-intencionado, convicto das argumentações racionais, referenciado a valores humanitários e já com "uma consciência lúcida" de homem maduro, é que vai ter com seu paciente Ivan Dmítritch, lotado na enfermaria nº 6. Este, que sofre de "manias de perseguição", tem a inteligência suficientemente preservada para confrontar suas convicções estoicas em face da vida e do destino. A agudeza e a profundidade do livre pensar de seu paciente promovem o encontro de duas consciências humanas que, no fim, se entrelaçam, identificadas mediante o compromisso único para com a verdade, a verdade que abarca tudo, não só a verdade das teorias, mas aquela extraída dos embates concretos da existência, sem quaisquer simplificações.

A partir de então, todos no hospital estranham as visitas diárias e longas a seu paciente dileto. E toda a província passa a duvidar de sua sanidade mental. Diferentemente de todos, não joga baralho, não gosta de mulheres, não se envolve em mexericos. E, apesar do uso diário de vodca e cerveja, sabe que sua única doença consiste em ter encontrado apenas um homem inteligente em toda a cidade, e que "este é um louco"; sabe, também, que caiu "em um círculo encantado, do qual não há saída". Pouco resiste ao ser internado por um colega que sempre quisera tomar-lhe o lugar de médico no hospital.

Tchekhov é escritor de poucas e incisivas palavras, contido, como já mencionado. As pausas e o silêncio que as envolvem criam atmosferas pungentes, mas sóbrias. Dispensa quaisquer subjetivismos apaixonados. Interessa-lhe apenas a descrição objetiva das cenas, em uma atmosfera progressivamente reveladora da verdade. Eis tudo, apenas a verdade. Uma verdade triste.

Se os leitores de hoje, se o jovem psiquiatra de hoje, não temem a verdade e estão dispostos a reconhecer as pequenas e cotidianas mentiras que movem o mundo, respondam, afinal: a psiquiatria, tal como era em 1904, quando Tchekhov morreu, mudou? Entre o brometo de potássio, à época, e os psicofármacos de agora, resolvem-se melhor, é certo, alguns sintomas. Apenas sintomas. Mas, e a infância punida, as identidades cindidas, a justiça infringida, o silêncio de Deus, a esperança perdida, o sentido de tudo e da vida? O mundo mudou?

39

A MORTE DE IVAN ILITCH
DE LIEV TOLSTÓI

Táki Athanássios Cordás

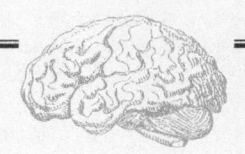

A morte de Ivan Ilitch, inicialmente publicado em 1886, de Liev (ou Leon) Tolstói, não é decerto seu livro mais conhecido nem sua obra mais monumental – esse título caberia a *Guerra e paz* (1868) ou *Anna Karenina* (1877), que figuram entre as maiores obras-primas da literatura universal. Recentemente, em janeiro de 2010, o prestigioso *The Guardian*, de Londres, citando essas obras, promoveu uma discussão entre diferentes escritores ingleses para saber se Tolstói era o maior escritor de todos os tempos.

Não obstante, posteriormente, esses dois livros foram vistos com reservas pelo próprio autor, não por suas qualidades literárias, mas por serem anteriores a sua nova leitura religiosa da vida.

Quando, em 1909, na residência de Tolstói, em Yasnaya Polyana, um visitante elogiava longamente o autor por *Guerra e paz* e *Anna Karenina*, ele o interrompeu bruscamente, afirmando: "isso é o mesmo que ir visitar Edison [Thomas Edison] e dizer-lhe que o respeita muito porque dança bem mazurka... dou importância a outro tipo de livros", referindo-se aos escritos posteriores.

Essa nova releitura existencial dá origem a obras como *A morte de Ivan Ilitch*, *A sonata a Kreutzer*, *Padre Sérgio* e outras, marcadas pela crítica à desigualdade social e ao modo fútil e alienado de viver.

A morte de Ivan Ilitch foi escrito por Tolstói em meio a esse período de grande transição em sua vida, convertido a um cristianismo heterodoxo, anárquico; porém, diferentemente dos anarquistas da época, pregador da filosofia da não violência (que muito influenciou Gandhi). Seu desprezo pelas regras absolutistas e pelo controle autoritário da religião levou a Igreja Ortodoxa russa a excomungá-lo, em 1901, acusando-o de incitar a inimizade e o ódio contra a religião. "A verdadeira fé não precisa de Igreja" era certamente uma de suas frases mais demolidoras.

Otto Maria Carpeaux considerava *A morte de Ivan Ilitch* "uma das obras mais comoventes e mais pungentes da literatura universal, talvez a obra-prima de Tolstói". Vladimir Nabokov classificou a novela como a mais artística, mais perfeita e de mais sofisticada realização da história mundial. Lobo Antunes, provavelmente o autor português mais hermético que se conheça (e cada vez mais), no prefácio da edição portuguesa, enfatiza que seus personagens são pessoas do nosso dia a dia, pessoas comuns, afirma: "*A morte de Ivan Ilitch* é um livro em que todas as páginas são espelho".

POR QUE LER?

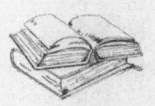

Inicialmente, para tentar responder se este é um livro sobre a vida ou sobre a morte, o que talvez seja impossível de fazer.

A morte de Ivan Ilitch, por sua brevidade, mais uma novela do que um romance, conta a história da vida e da morte de Ivan Ilitch Golovin, um juiz da Rússia czarista do século XIX. O livro começa pelo anúncio de sua morte no jornal lido por seus colegas de tribunal. Ivan Ilitch vive uma vida comum, medíocre como marido, pai e profissional, porém cheio de si e inebriado por suas pequenas vaidades, preocupado naquele instante em instalar cortinas em seu novo apartamento, que refletia seu *status* superior na sociedade em que vivia. No meio desse processo, ao subir uma escada, falseia o pé, cai e lesiona a região renal, o que passa a lhe causar dores intensas e progressivas até que, por fim, não tem mais condições de sair de casa.

Durante o período de sua doença e peregrinação por médicos em busca de auxílio para seu mal desconhecido, depara-se naqueles com um simulacro de seu comportamento como juiz. Tolstói dispara contra os médicos, que, por mais eminentes que sejam, o examinam e não veem o homem a ser cuidado, o ser humano que sofre e pede acolhimento e explicações de seu mal; enxergam-no apenas como uma doença a ser eliminada, coisificado em exames laboratoriais. Assim, exatamente assim, em sua função de juiz, portava-se Ivan Ilitch, sempre enfastiado e incapaz de levantar os olhos dos autos e das leis para ver o homem em desespero diante de si. O direito aplicado, desumanizado, conveniente, impessoal, mecânico, a serviço da eficiência e do carreirismo.

Uma vida desprovida de relações verdadeiras, inclusive familiares, desde a escolha da mulher, pela ostentação de sua beleza e *status* econômico, até a percepção de que sua doença era vista pela mulher e pela filha como um capricho frívolo ou um estorvo. Uma crítica atroz à postura burguesa, posição diante da perda da funcionalidade do outro (que relembra Gregor Samsa, o caixeiro viajante metamorfoseado de inseto por Kafka). Imediatamente após sua morte, sua mulher, Praskovia, já se mostra preocupada em averiguar como receber mais dinheiro do Tesouro Público como pensão. Apesar de perceber a proximidade da morte, Ivan brinca de imortal e repete o silogismo aprendido na lógica: Caio é homem; os homens são mortais, logo Caio é mortal e tenta se convencer de que isso vale apenas para Caio, não para ele, um homem completamente "diferente dos demais", um juiz. A negação da morte aqui salta aos olhos, e imediatamente se seguem o isolamento, a raiva, a barganha. Ivan Ilitch percorre cada passo de um processo que o levará à morte.

Durante três meses de agonia, Ivan Ilitch revê sua vida e seu percurso até onde está naquele momento, esperando o fim. Em um verdadeiro tribunal interior, revê uma existência que poderia ter sido e não foi, carente de autenticidade e de valor humanos.

Ao fim da vida, aos 45 anos, pouco tempo antes de morrer, Ivan Ilitch consegue, nessa viagem interna, uma sensação libertadora e, alegre, recebe a morte de braços abertos. Trata-se de uma não incomum forma de muitos pacientes enfrentarem a longa deterioração e sofrimento vendo, por fim, a morte como uma libertação. Um termo bastante utilizado diante de um paciente terminal é "dignidade". Dignidade significa tudo o que nosso personagem não recebeu: o apoio, o reasseguramento de afeto e a proteção por parte de familiares, amigos e médicos que o atenderam. A ênfase de que a essência e a dignidade estão no homem, e não em seu estado físico.

Citando novamente Nabokov, que entende a fórmula de Tolstói como uma redenção cristã, isto é, Ivan vive uma vida ruim, a morte de sua alma em vida, e uma nova vida autêntica, redimida, só poderia ser vivida para além da morte, uma nova vida em Deus. Lembro-me de uma frase do ator italiano Marcello Mastroianni que dizia que todos deveríamos ter duas vidas, "uma para ensaiar e outra para viver". Trata-se de uma grande desgraça que, para Ivan Ilitch, assim como para a grande maioria de nós, o ensaio interior apenas se dê quando já não há mais tempo para voltar ao palco.

40

O INQUILINO
DE ROLAND TOPOR

Daniel Martins de Barros

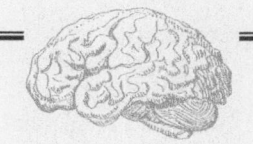

Fundador do movimento artístico *mouvement Panique* (movimento pânico), que se propunha a reunir "terror, humor e simultaneidade" na literatura, nos quadrinhos, no cinema e no teatro, Roland Topor passeou por todas essas modalidades artísticas, exercendo diversos papéis em cada uma das áreas. Foi ilustrador, desenhista, diretor, ator, poeta e romancista. Filho do pintor e escultor judeu-polonês Abram Topor, que foi para a França fugindo da perseguição nazista, nasceu em Paris, em 1938, cresceu em Savoy e estudou na École des Beaux-Arts.

Colaborou com diversas publicações francesas em sua modalidade mais prolífica, a de cartunista e ilustrador, aparecendo em veículos tradicionais como o *Liberation* e a *Elle*. Surrealista tardio, seus desenhos são marcados por uma tendência ao bizarro, ao humor negro e à escatologia.

O romance *O inquilino* foi publicado em 1964, e, embora não possa ser considerado autobiográfico, o desespero do personagem pode ter sido de alguma forma inspirado pelas fases de profunda depressão que se abatiam sobre o autor de tempos em tempos. Adaptado em 1976 para o cinema por Roman Polanski, outro artista com atração pelo excêntrico e pelo inusitado, é um retrato do desenvolvimento de transtorno mental como poucos na literatura.

Sua relação com o cinema foi intensa. Atuou com o diretor Werner Herzog no clássico *Nosferatu, o vampiro da noite*, de 1979, no papel de Renfield, interno que foge de um hospício e serve ao monstro. Antes disso, fora coautor da animação *La Planète Sauvage*, indicado para a Palma de Ouro em Cannes, de onde saiu com o Grande Prêmio. Colaborou com Frederico Fellini em seu *Casanova*, de 1976. Faleceu em Paris no ano de 1997, em decorrência de acidente vascular cerebral.

POR QUE LER?

O inquilino é uma novela curta, marcada pelo clima sombrio e misterioso desde praticamente seu início até sua (falta de) conclusão. Conta a história do senhor Trelkovsky, jovem corretor de seguros que encontra um apartamento ideal para si em Paris – pequeno e bem localizado, parece preencher todos os requisitos. Só há um problema: a atual inquilina ainda não saiu "definitivamente" do local. Trelkovsky fica sabendo que ela se atirou da janela do quarto e está em coma no hospital. Se ela morresse, ele poderia ficar com aquele achado, mas se ele se mudasse para lá, e ela se recuperasse, o senhorio, o ríspido Monsieur Zy, poderia ter problemas. Já nesse ponto, o autor inicia uma descida aos meandros da mente de seu protagonista, gerando no leitor algum desconforto diante da ambiguidade em que se encontra o personagem.

Ele decide visitar sua "concorrente", Simone Choule, no hospital, onde conhece uma de suas amigas. A partir daí, Trelkovsky terá um envolvimento cada vez maior com a antiga vida de Choule, conseguindo não só alugar o apartamento como frequentar seus amigos e desenvolver interesses comuns com os que julga serem os dela.

Alertado por Monsieur Zy de que os vizinhos são intolerantes a qualquer barulho, Trelkovsky garante que é um ser silencioso, e esforça-se para não incomodar. A situação muda quando ele traz os amigos de Choule para uma espécie de *open-house*; a partir daí, passa a sentir-se hostilizado pelos demais moradores.

Simone Choule morre, enfim, e, após comparecer a seu velório, mesmo sem nunca a ter conhecido em vida, o protagonista se vê em posse de todos os seus pertences, reunidos em seu apartamento, envolvido com seus conhecidos, e começa um processo de aparente desconstrução de sua personalidade, confundindo-se com a da falecida. O escritor surrealista aprofunda cada vez mais o clima onírico da narrativa à medida que o protagonista penetra no universo de Choule e passa a imaginar se ela não teria sido uma vítima da vizinhança. A hostilidade é crescente, e Trelkovsky começa a ter certeza de que existe uma conspiração contra ele por parte dos outros inquilinos, mancomunados em um plano para levá-lo também ao suicídio, após tê-lo induzido à loucura.

Essa crescente sensação de estar sendo perseguido, espionado e vítima de um conluio inexplicável contra si, característica dos quadros psicóticos, dificilmente é compreendida pelas pessoas, e aqui se encontra boa parte da riqueza de *O inquilino* (além dos seus méritos literários, obviamente): a precisa descrição das vivências do protagonista em seu caminho rumo à psicose, em uma perda gradual e inexorável do contato com a realidade.

Exatamente como em um primeiro surto psicótico, Trelkovsky sofre com a angústia e a perplexidade originárias da sensação de que está tudo muito estranho, até que o delírio se instala definitivamente, e o paciente "compreende tudo" – são os vizinhos que o estão espiando e tramando sua morte, ou coisas do gênero. De forma aparentemente contraditória, quando a psicose se instala definitivamente, a angústia diminui, já que a incompreensão sobre o que está acontecendo dá lugar a uma certeza absoluta e irrevogável – característica central dos delírios.

O inquilino, com seu retrato pessoal de um "tema psicótico" – fase inicial do quadro delirante –, consegue mostrar com clareza como a arte, em geral, e a literatura, em particular, preenchem uma lacuna na prática médica, em que a objetividade científica – necessária, sem dúvida – por vezes bloqueia a compreensão subjetiva da pessoa que sofre. Ao longo da leitura, podemos, talvez pela primeira vez, compartilhar as vivências de alguém que teríamos dificuldade de compreender e com quem não seria fácil estabelecer uma relação de empatia.

Essa característica necessária a qualquer profissional da saúde mental pode ser exercitada e aprimorada por meio de leituras que nos deixam entrever o sofrimento psíquico dos pacientes a partir de uma perspectiva interna.

41

O PROFESSOR E O LOUCO: UMA HISTÓRIA DE ASSASSINATO E LOUCURA DURANTE A ELABORAÇÃO DO DICIONÁRIO OXFORD

de SIMON WINCHESTER

Sergio Barros Cabral
Daniel Martins de Barros

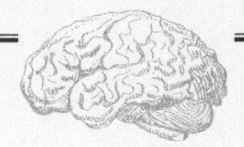

Simon Winchester, escritor londrino nascido em setembro de 1944, abandonou a geologia em favor da literatura por recomendação de Jan Morris. A revelação veio já em seu primeiro emprego como geólogo. Enviado para Uganda pela mineradora canadense para a qual trabalhava, durante um acampamento na selva africana, ficou encantado com o livro de Morris, que descrevia a busca pelo pico do monte Everest, e escreveu-lhe pedindo conselho. Morris recomendou que Winchester deixasse a geologia imediatamente e arranjasse um emprego em um jornal, para poder escrever.

Começou como repórter júnior em um jornal local, mas, utilizando sua formação prévia, conseguiu crescer no segmento do jornalismo científico. A partir daí, foi para o *The Guardian*, e então ascendeu na carreira, tornando-se correspondente internacional. Em tal função, cobriu os conflitos separatistas da Irlanda nos anos de 1970, o escândalo do Watergate em Washington (Estados Unidos) e a invasão argentina das Ilhas Falkland – curiosamente, lá foi tomado por espião, ficando preso por três meses.

Autor prolífico, escreveu diversos livros relatando suas viagens entre os anos de 1970 e 1990, mas alcançou notoriedade de fato com o livro *O professor e o louco*, lançado em 1998. A ideia de escrever sobre lexicografia foi rejeitada por diversas editoras antes de ser aceita com a condição de modificar o título original, *O cirurgião de Crowthorne*. O editor Larry Ashmead disse-lhe: "Confie em mim".

Simon Winchester aceitou a sugestão, o livro foi um sucesso e vendeu milhões de exemplares no mundo todo.

POR QUE LER?

> Senhor, sou o Dr. James Murray, da Sociedade Filológica de Londres [...] e editor do *Oxford English Dictionary*. [...] E o senhor deve ser o Dr. William Minor. Até que enfim. Sinto-me profundamente honrado conhecê-lo.
>
> Lamento, senhor. Não posso ter a pretensão de tamanha distinção. Sou superintendente do Broadmoor Asylum, um manicômio judiciário. O Dr. Minor é um americano, e trata-se de um dos nossos internos mais antigos. Ele cometeu um assassinato. É verdadeiramente insano.

A cena descrita mostra a perplexidade apresentada por um douto professor ao saber que um importante colaborador do *Oxford English Dictionary* (OED) que fora conhecer não era o superintendente do manicômio, mas um interno. Ainda hoje nos causa estranheza o fato de que um doente mental tão grave tivesse boa parte de sua cognição não só preservada como bastante atuante. O Dr. William Minor não foi apenas um prolífico colaborador, foi também o principal nome em citações dos séculos XVI e XVII da primeira edição do dicionário.

William Minor nasceu em 1834, no Sri Lanka. Seus pais eram missionários congregacionistas, do tipo mais vigorosamente evangélico que dominava as colônias americanas, cujas ideias descendiam dos imigrantes puritanos ingleses. Sua família pertencia à aristocracia da Nova Inglaterra.

Aos 13 anos, começou a ter "pensamentos lascivos" sobre as jovens cingalesas. Retornou aos Estados Unidos (New Haven) aos 14 anos, por decisão de seus pais, para ficar "longe das tentações dos trópicos". Seus sentimentos libidinosos, porém, continuaram. Sentimentos de culpa e sexuais surgiram intensamente. Desculpava-se com frequência por ter pensamentos lascivos e assegurava que fazia o melhor possível para não ceder; tinha vergonha deles.

Formou-se médico pela Escola de Medicina de Yale. Alistou-se no então Exército da União, onde fez carreira, em plena Guerra Civil. Presenciou os horrores da guerra, em especial a batalha de Wilderness. Uma "batalha de pôr à prova o mais são dos homens". Minor teve que marcar a letra D a ferro na face de um soldado irlandês que desertara dessa batalha, fato que teve grande influência em sua vida. Temia ser retaliado: "William Chester Minor, americano, era inimigo de todos os bons fenianos, e a vingança deveria ser cobrada dele, oportunamente e no devido tempo" era o que quase imaginava se passar na mente do homem que marcara a fogo.

Passou a frequentar bares e bordéis, com chocante promiscuidade, o que era estranho para um oficial considerado virtuoso e aplicado. Minor foi transferido para a Flórida para que fosse afastado das tentações de Nova York. Passou a apresentar ideação persecutória em relação a seus colegas, o que foi se agravando, e recebeu o diagnóstico de "monomania" aos 34 anos. Internaram-no por 18 meses no Hospital do Governo para Doentes Mentais, em Washington. Foi reformado. Seu soldo e pensão permaneceram por toda a sua vida.

No fim do mesmo ano em que recebera alta, embarcou para a Europa, para "descansar, ler, pintar". Estabeleceu-se em Londres, inicialmente em um hotel em West End e a seguir em Lambeth, um local de notória criminalidade e sem moral, onde "poucos londrinos respeitáveis jamais admitiriam sequer a ideia de se aventurar por ali". Segundo sua senhoria, Minor era um inquilino estranho, tinha pavor de irlandeses. Chegou a se queixar várias vezes à polícia de que havia homens "entrando em seu quarto durante a noite para envenená-lo". Acreditava que eram membros da Irmandade Feniana. Em 17 de fevereiro de 1872, matou a tiros George Merrett, fornalheiro, 34 anos, casado, seis filhos e outro a caminho. Em seu julgamento, em virtude da alegação de insanidade, foi declarado inocente. Como sentença, deveria ficar "detido em custódia segura [...] até que a vontade de Sua Majestade seja conhecida". Foi transferido para o Broadmoor Asylum, um manicômio judiciário. Minor era bem-nascido, bem-educado e contava com rendimentos. Suas instalações eram "confortáveis", deram-lhe duas celas interligadas. Suas salas eram mantidas sem tranca durante o dia, gozava de um razoável grau de liberdade. Podia ter seus próprios pertences e solicitar que o hospital adquirisse objetos. Com o tempo, mobiliou suas celas com conforto. Podia saciar sua paixão por livros. Montou uma biblioteca. Os registros de enfermaria revelavam seus "delírios cada vez mais fixos, sempre mais extravagantes, e que parecia não haver nenhuma indicação que um dia viesse a recuperar o juízo perfeito".

Minor passou a sentir remorsos pelo que fizera. Escreve à viúva da vítima, Eliza, dizendo que sentia pelo que tinha feito e oferece-lhe ajuda. Aos poucos, criou-se uma amizade entre eles. Ela trazia para Minor pacotes de livros que adquirira em Londres. Em um desses pacotes, Minor encontrou um apelo por voluntários, feito por James Murray, para trabalharem em um novo dicionário.

O estado mental de Minor deteriora-se apesar do estímulo que recebera como colaborador do OED. Em 1902, amputou seu pênis com um canivete, que tivera permissão para portar, e atirou-o ao fogo. Tal ato, em seus delírios, era "necessário e redentor". Vinha desenvolvendo um profundo despertar religioso. Embora houvesse sido criado como um sólido cristão congregacionista, tornou-se ateu no exército. Quase três décadas após ter sido internado em Broadmoor, via-se como um teísta. Agora se julgava com a severidade de uma divindade vingativa. Considerava-se vil, com inclinações vis. Passou a ver seu intenso apetite sexual como abominável. Em 1910, retornou aos Estados Unidos com a permissão do então secretário do Interior Winston Churchill, sendo internado no Hospital do Governo para Doentes Mentais em Washington. Sua condição mental continuou a piorar e, em 1918, foi formalmente declarado portador de *dementia praecox*. Em 1919, foi transferido para um hospital em Hartford, Connecticut, conhecido como O Retiro, onde teria mais conforto. Dr. William Chester Minor morreu em 1920.

Nesse texto cuidadosamente elaborado, Winchester nos fornece uma visão compreensiva da patoplastia do transtorno mental do personagem, sua intimidade. São pouco mais de duas centenas de páginas nas quais o autor nos traz o mundo, a história do protagonista e seu modo particular de interpretá-lo. Um livro envolvente, especialmente por quem se interessa pela psique humana e pelo binômio doença mental-criatividade.

42

MRS. DALLOWAY
DE VIRGINIA WOOLF

Táki Athanássios Cordás

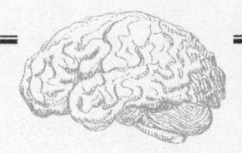

Adeline Virginia Woolf (1882-1941), nascida Virginia Bell, embora nunca se tenha autodenominado uma escritora moderna, é, junto com James Joyce (*Ulisses*), Marcel Proust (*Em busca do tempo perdido*), Franz Kafka (*A metamorfose*, *O processo*), William Faulkner (*O som e a fúria*) e Alfred Döblin (*Berlim Alexanderplatz*), um dos mais representativos nomes da chamada modernidade estética, período que vai de 1890 a 1930, aproximadamente.

Crítica literária, ativista política, contista, biógrafa, Virginia foi uma das líderes do famoso grupo de Bloomsbury, que incluía o grande economista J. Maynard Keynes, os escritores E.M. Forster e Lytton Strachey, os pintores Vanessa Bell (irmã de Virginia) e Duncan Grant, o filósofo Bertrand Russel, entre outros. O chamado grupo de Bloomsbury se tornou um elemento decisivo na vida cultural inglesa da primeira metade do século XX, discutindo e divulgando temas como o feminismo, o socialismo e as teorias freudianas.

Virginia teve, aos 13 anos, seu primeiro episódio de transtorno bipolar, que durou aproximadamente seis meses.

Seguiram-se vários episódios maníaco-depressivos psicóticos (1897, 1904, 1910, 1912, 1915, 1936, 1941), além de quadros interfásicos e pelo menos duas tentativas de suicídio. Quando em elação, Leonard descreve que a fala de Virginia era incessante, incoerente, e rapidamente era necessário que ela fosse contida por suas quatro enfermeiras. Da mesma forma, descreve que quando Virginia apresentava-se em depressão, negava estar doente e dizia-se culpada por tudo o que ocorria.

Em 28 de março de 1941, Virginia escreveu duas cartas de despedida para o marido e para a irmã Vanessa, dizendo-se prestes a enlouquecer novamente. Temendo o paulatino retorno das alucinações auditivas, encheu os bolsos com pesadas pedras e afogou-se no rio Ouse, perto de Sussex. Para Leonard, dizia:

> Queridíssimo, tenho certeza de que estou ficando louca outra vez: sinto que não podemos passar por mais uma dessas terríveis temporadas e desta vez eu não vou me recuperar. Começo a ouvir vozes e não consigo me concentrar. Por isso estou fazendo o que parece ser o melhor a fazer. Você me deu toda a felicidade que eu poderia ter. Você tem sido sob todos os aspectos tudo o que alguém poderia ser. Não creio que pudesse haver no mundo duas pessoas mais felizes, até que veio esta doença terrível. Não posso mais combatê-la, sei que estou estragando sua vida, e que sem mim você poderia trabalhar. E vai, eu sei. Você vê que nem estou conseguindo escrever isto direito. Eu não consigo ler. O que eu quero dizer é que devo toda a felicidade que tive na vida a você. Você foi imensamente paciente comigo e tremendamente bom. Eu quero dizer isso e todo mundo sabe. Se alguém pudesse ter me salvado, esse alguém teria sido você. Tudo o que eu tinha se foi, exceto a certeza da sua bondade. Eu não posso continuar estragando sua vida. Não mais. Não creio que duas pessoas poderiam ter sido mais felizes do que nós fomos.

POR QUE LER?

"Mrs. Dalloway disse que ela própria iria comprar as flores." Assim começa, em tradução de Mario Quintana, *Mrs. Dalloway*, livro publicado em 1925 e, segundo a opinião de muitos críticos, o mais notável de Virginia Woolf. Tão importante que Virginia era muitas vezes referida como Mrs. Dalloway por membros de sua família. Tudo se passa em um único dia, enquanto Clarissa Dalloway prepara uma recepção em sua casa para a mais frívola aristocracia britânica.

Clarissa Dalloway é o exato retrato da sociedade patriarcal e conservadora da época, a qual Virginia reiteradamente critica de maneira cáustica. Questões básicas humanas, como a reavaliação de escolhas do passado, estão todo o tempo assombrando Clarissa, que abdicou do amor por uma vida social e economicamente segura casando-se com um político tradicional.

A vivência do tempo é um dos principais aspectos do romance. Aparentemente, pouca coisa acontece em *Mrs. Dalloway*; o dia marcado pelas batidas do Big Ben é um dia objetivamente comum, quase enfadonho. O leitor começa a perguntar-se: onde está a história? Onde está o enredo? Mas, internamente, o "tempo anímico e psicológico" (Santo Agostinho) dos personagens é intenso, o curso do tempo distancia-se do objetivo e relaciona-se com as vivências, o presente e o passado misturam-se continuamente. As ações externas, o enredo, não têm de fato nenhuma importância.

Embora Leonard Woolf afirme que Virginia não lera Bergson e que nem conhecia sua filosofia ou sua doutrina do tempo por outra fonte, a afirmação soa estranha, na medida em que sua cunhada Karin Stephen era uma estudiosa do filósofo francês e publicou um livro sobre ele.

A questão do tempo e de sua vivência é, há muito tempo, de grande interesse psicopatológico. Karl Jaspers, ao abordar o tema, esclarece que os aspectos fenomenológicos básicos da vivência do tempo são a consciência momentânea de sua passagem, a consciência de duração de eventos passados imediatos, a consciência do presente em relação ao passado e ao futuro e a consciência do futuro.

Virginia descreve seus personagens por meio da apreensão de seus diálogos internos, do *stream of consciousness* (fluxo de consciência), conceito introduzido pelo filósofo norte-americano William James (1842-1910) em *The Principles of Psychology* (1890). Desaparece em *Mrs. Dalloway* a perspectiva panorâmica, a presença onisciente do narrador. Não há mais uma realidade, mas diferentes perspectivas. Os pensamentos vão e vêm em um fluxo contínuo, são amalgamados com estímulos sensoriais que se apresentam e são descritos em uma instância por vezes desordenada, fragmentada, impressionista.

Essa extraordinária ferramenta fenomenológica permite a Virginia descrever o mundo interno de Clarissa e as vivências psicóticas do outro personagem-chave do romance, o ex-combatente da Primeira Guerra Mundial Septimus Warren Smith. Ambos não se conhecem, nunca se encontram, e suas vidas correm paralelas, a mundanidade de Clarissa se contrapõe ao *pathos* de Septimus.

Desde a Grécia Antiga, muito se tem discutido sobre as relações entre criatividade e doença mental. Uma maior revisão sobre o assunto não é escopo deste capítulo. Cumpre, porém, ressaltar que, curiosamente, a maior parte dos trabalhos estuda compositores, poetas, escritores e artistas do sexo masculino.

Da mesma forma, é importante notar que, embora Virginia apresentasse um quadro muito grave e de grande interesse psicopatológico, sua doença foi principalmente abordada de maneira interpretativa. Sua bissexualidade, seu feminismo, o abuso sexual na infância, que sofrera de seus meios-irmãos George e Gerald, os sentimentos de culpa em relação à morte da mãe, a não superação da fase edípica, a inveja peniana, foram considerados argumentos e fórmulas para explicar seus complexos estados mentais a partir de suas vivências traumáticas.

Uma análise da frequência de transtornos do humor na família de Virginia impressiona. Seu avô, seu pai, sua mãe, sua irmã (a pintora Vanessa Bell), seu irmão (Thoby), seu primo e seu sobrinho apresentavam diferentes quadros dentro do espectro bipolar, incluindo depressões recorrentes, ciclotimia e manias fracas.

Mas, mesmo quando se explicam seus problemas mentais, ainda assim não se reduz a grandeza de sua humanidade. Retornando à questão da criatividade, foi espantosa a capacidade de Virginia de não apenas lembrar-se de seus episódios psicóticos, como também de transformar suas vivências em matéria-prima para literatura.

Para torná-lo mais simpático ao público, Virginia coloca que Septimus enlouqueceu por um choque emocional durante a Primeira Guerra Mundial. A guerra havia acabado há pouco, e aquela Inglaterra do entreguerras ainda tinha muito marcada a lembrança de seus mortos. Mas não é apenas por razões literárias que a autora coloca a gênese da loucura de Septimus como uma resposta a um evento traumático externo. Ela acreditava piamente na importância dos eventos vitais como causadores de suas crises.

Aqui, verificamos a importância da compreensão de um paciente, mesmo após diagnosticarmos e explicarmos corretamente seu problema. Cada paciente é único na maneira de reagir à doença, na maneira de concebê-la e no uso que fará dela em sua vida. Vejamos como Virginia elaborou seus problemas.

Sua primeira crise ocorreu quando tinha 13 anos, após a morte da mãe, Julia, em 1895.

Embora a maior parte dos psiquiatras ("alienista" era o termo mais usado na época) consultados tenha feito adequadamente o diagnóstico de doença maníaco-depressiva, a única orientação possível fora que se afastasse ao máximo da vida agitada de Londres.

A última crise de Virginia, antes do suicídio, foi precedida de uma situação existencial extrema.

Temia-se a invasão alemã, principalmente no sul da Inglaterra, bombardeada continuamente. De maio a junho de 1940, o casal discutia com amigos o que fariam caso essa ameaça se concretizasse.

Os Woolf consideravam que a capitulação significaria a morte para todos os judeus e sabiam que ambos estavam na lista negra da Gestapo para imediata prisão.

Virginia mostra em Septimus todos os sintomas de um quadro maníaco psicótico.

Os pensamentos de Septimus são grandiosos a respeito de si mesmo, o maior homem da humanidade, o responsável pela fundação de uma nova religião que iria renovar a sociedade, devendo trazer "a maior mensagem do mundo". Apresentando sintomas delirantes persecutórios e de autorreferência, podia ver o pensamento das pessoas e as mentiras que levantavam sobre ele, seus gestos e rostos zombeteiros. Ele apresenta alucinações visuais em que via a face de uma velha mulher entre as flores e cães se transformando em homens.

Em 1904, Virginia descreve ter escutado os pássaros cantando em grego, pedindo-lhe que fizesse loucuras, enquanto o rei Eduardo lhe dirigia palavras obscenas entre as flores. Os pássaros de Septimus também lhe falarão grego 20 anos depois.

Tal qual Virginia, Septimus recebe a orientação de repouso na cama, repouso e solidão. Em outras oportunidades, os médicos lhe recomendam distração. A imagem que Virginia oferece dos psiquiatras não é nada elogiosa. Eram famosos, vaidosos e autoritários, cobravam muito caro e tinham pouco a oferecer, além de recomendar repouso e internação.

Tal qual Virginia, Septimus ouvira, de seu médico, a mesma recomendação de repousar, sem visitas e sem livros, durante seis meses, "até que um homem que nos chega cinquenta quilos saía pesando oitenta".

Septimus Warren Smith comete suicídio atirando-se da janela de sua casa, da mesma forma que Virginia, sem sucesso, o fizera alguns anos antes.

43
AS AVENTURAS DO BARÃO DE MÜNCHHAUSEN
SEM AUTORIA

Eduardo Wagner Aratangy
Táki Athanássios Cordás

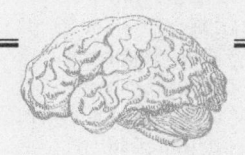

Bertoldo e Jean de Calais foram grandes fantasistas.
    Pedro Malasartes mentiu muito em Portugal e na Espanha (Malas artes). Suas atribuladas aventuras são, há muito, contadas na tradição oral da Península Ibérica. O Tartarim de Tarascon tornou suas mirabolantes caçadas de leões tão famosas quanto seu autor, Alphonse Daudet, em sua Provence natal. Mas quem levou a fama e deixou o nome imortalizado na literatura psiquiátrica foi o Barão de Münchhausen.
    Quem escreveu as admiráveis aventuras do Barão de Münchhausen ninguém sabe. Sua etiologia é idiopática, como diríamos nós.

POR QUE LER?

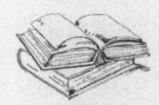

O Barão de Münchhausen existiu de fato; seu nome era Karl Friedrich Hieronymus, e viveu de 1720 a 1797. Vindo de família nobre de Hannover, nasceu em Bodenwerden, região central da Alemanha. Participou como oficial na campanha russa contra os turcos otomanos, chegando a ser condecorado no posto de capitão de cavalaria (Rittmeister). Acredita-se que suas histórias mirabolantes tenham origem em suas façanhas militares, que contava com orgulho e certo exagero. Quem sabe o Barão não tenha herdado esse traço pseudólogo do pai, que, segundo o próprio Barão, lhe contava histórias de aventuras fantásticas de sua juventude. Diz-se que o Barão ficou extremamente ofendido ao saber da publicação jocosa de suas aventuras. Ao ser reconhecido como o "barão mentiroso", Münchhausen se amargurou profundamente, retirando-se até sua morte na propriedade de Bodenwerder. Aqueles que o conheceram em vida atribuíam-lhe as virtudes da honestidade e da generosidade. Certamente, muitas histórias atribuídas ao nobre têm sua origem no folclore alemão, báltico e russo, algumas datando de séculos anteriores ao seu período de vida. As cidades em que ele viveu abrigam museus e anedotas dedicadas ao nobre alemão. Sua cidade natal, Bodenwerder, e Kaliningrad (antiga Königsberg) possuem museus sobre o personagem. O que se sabe com certeza é que o Barão de Münchhausen foi excelente caçador, militar competente e que não deixou herdeiros.

As compilações de suas aventuras apresentam duas versões mais conhecidas. A edição mais difundida na língua alemã é de Gottfried A. Bürger e data de 1786, embora existam textos anônimos com as mesmas histórias publicados em 1781. Curiosamente, a primeira compilação sobre as aventuras do Barão surge em língua inglesa, com autoria de Rudolph Erich Raspe, em 1785. Muitos dizem que a versão alemã de Bürger nada mais é que a tradução dos textos de Raspe, embora o texto alemão seja maior e mais bem concatenado.

O humor das *Aventuras do barão de Münchhausen* é tipicamente alemão. Assim como na culinária, a sutileza, a moderação e a sofisticação do humor francês dão lugar à robustez, à objetividade e ao peso dos pratos alemães. Para aqueles mais afeitos às metáforas bélicas, a lépida cavalaria dá lugar à divisão *Panzer*.

Também muito alemão, nosso barão revela o humor do absurdo escancarado, contado com a seriedade germânica. Explicações metódicas, partindo de sofismas estabelecidos com naturalidade, levam a conclusões impossíveis, mas quase verossímeis. Talvez o melhor exemplo desse mecanismo seja a anedota em que o Barão, atolado com seu cavalo em um pântano, suspende a si mesmo e sua montaria puxando o próprio cabelo para cima. É um humor jovial, muito popular nos países de língua alemã, mas que, em aspectos psíquicos, lembra Dom Quixote. Nosso herói acredita realmente em suas aventuras, mantendo a galhardia cavalheiresca do nobre que de fato é. Suas ações são fantasiosas, mas motivadas por valores morais aos quais o barão é leal. Em diversos momentos, ele revela até modéstia, principalmente ao se abster de contar suas aventuras românticas.

Catalogando as mentiras do Barão de Münchhausen, temos a seguinte divisão temática:

Eventos inacreditáveis em viagens: 7
Atos surreais de força ou habilidade: 20
Façanhas de caça: 14
Animais domésticos fantásticos: 7
Feitos de batalha: 5
Aventuras românticas: 3 (incluindo uma com a própria deusa Vênus)

As façanhas de caça do Barão fariam corar os modernos ecologistas e protetores de animais. Em certa passagem, o nobre caçador encontra um veado e, não dispondo de mais chumbo para a carga de sua espingarda, utiliza caroços de cereja como munição.

Acerta o veado entre os chifres sem, entretanto, matá-lo. Anos depois, encontra no mesmo bosque o veado com uma frondosa cerejeira crescendo na fronte. Abate a caça e a um só tempo providencia a refeição e a sobremesa, pois a cerejeira estava carregada.

Em outra história, o Barão é atacado por um lobo e defende-se enfiando o punho goela adentro da fera. Como não tinha outra opção, agarra as entranhas do lobo e puxa-as para fora, "virando o animal do avesso, como se fosse uma luva".

É preciso lembrar que a caça na Europa rural, em especial na Alemanha, está longe de ser considerada ato de crueldade, ainda que o Barão exagere em seus métodos. Mesmo no Brasil, a pesca e a caça eram consideradas atividades rotineiras até meados do século passado. Nesse sentido, as aventuras do Barão nos lembram as folclóricas "histórias de pescador", ainda comuns no interior.

Atos menos criticáveis, mas igualmente mentirosos, são contados como demonstrações surreais de força e habilidade, como quando atinge a Lua, antes da Apolo XI, com uma machadinha de prata atirada com força incomum para proteger a colmeia do sultão turco de dois ursos ladrões de mel.

Outras situações inusitadas surgem em viagens ao redor do mundo. No Ceilão (atual Sri Lanka), encontra-se na terrível situação de ficar encurralado entre um leão que o perseguia e um gigantesco crocodilo. O leão, ao saltar para atacar sua presa, acaba caindo na boca do crocodilo, dando oportunidade ao Barão de matar ambos os animais sem disparar um tiro sequer.

Durante seu cativeiro na Turquia, acabou fazendo amizade com o sultão, com quem aposta a própria vida, dizendo ter um corredor capaz de ir da Turquia a Viena buscar um vinho Tokay da adega do próprio imperador austríaco e voltar em menos de uma hora. Obviamente, o Barão vence a aposta e sai de seu cativeiro carregado de tesouros.

Algumas habilidades do Barão assemelham-se ao poder divino, como conseguir dar vida às duas partes, dianteira e traseira, de seu cavalo, que fora cortado ao meio durante a batalha, costurando-as com ramos de louro. Cavalgar em uma bola de canhão para penetrar em uma cidadela turca ou ser tratado como igual pelo deus Vulcano e ainda flertar com a própria Vênus são outros relatos sobre-humanos do nobre.

As mentiras do Barão concentram-se em atributos de autoafirmação. Nesse aspecto, se fosse necessário dar um diagnóstico ao personagem, ele não seria portador da síndrome que leva seu nome.

A síndrome de Münchhausen foi descrita em 1950. Refere-se a quadro em que o indivíduo produz deliberadamente sinais e sintomas de doenças físicas para receber cuidados e atenção. Atualmente, esse quadro é chamado de "transtorno factício". Muitas vezes, o indivíduo chega a causar dano físico grave e colocar a própria vida em risco na busca por cuidados, não por alguma vantagem material, mas por assumir o papel de enfermo. Pacientes com transtorno factício peregrinam por serviços de saúde, podem ter conhecimento da nomenclatura médica e dos procedimentos hospitalares, contando histórias de modo intrigante sobre suas doenças e sintomas em busca de mais procedimentos médicos. Alguns estudiosos nomeiam esse quadro de "patomimia", mais adequado do ponto de vista psicopatológico.

Uma variação do transtorno é a síndrome de Münchhausen por procuração, quando um parente, em geral a mãe, produz sintomas e simula doenças em uma criança na busca por cuidados. Ainda que o comportamento seja voluntário e premeditado com o objetivo de fazer adoecer um parente, o ganho está ligado a necessidades intrínsecas e compulsivas, em geral inconscientes do cuidador. Idosos e deficientes físicos e mentais também podem ser vítimas desse quadro.